「姿勢革命」

もっとねこ背になりなさい！

―背中を丸くする意識だけで、健康で美しくなれる―

堀和夫

みらい PUBLISHING

はじめに

背中を丸くすれば美と健康が手に入る

正しい姿勢とは「背すじを伸ばし、胸を張る姿勢」と言われていますが、はたしてそれは本当でしょうか？　テレビの健康番組でも書籍やネット上でも、肩こりや腰痛を改善するには「背すじを伸ばし、胸を張りなさい！」と訴えています。

しかし、本書で覆したい本当の正しい姿勢とはその真逆です。最新の姿勢の常識は「もっと背中を丸くし、巻き肩にしなさい！」です。

私はアメリカの大学でドクターオブカイロプラクティックの学位をとり、物理学を応用した姿勢について学びました。

びっくりすることに、何の疑いもなく信じていた「背すじを伸ばし、胸を張る姿勢の常識」が機能構造学的に誤りだ！　ということにアメリカ在学中に気付きました。

日本で常識とされている「背すじを伸ばし、胸を張る姿勢」は、実は海外では非常識です。それが身体には良くないということを知ってもらい、日本の常識を変え、日本人にもっと健康に美しくなってもらいたい！ と思い、独自の施術を行うようになりました。

私は現在、整骨院などを経営しており、開業して20年以上になります。肩こりや腰痛で悩んでいた人が脱力して背中を丸くするだけで、長年の苦痛から解放されていきます。

また、私は「姿勢革命家」として全国でセミナー活動を行っています。専門家のほとんどの参加者は、「背中を丸くし、巻き肩にする姿勢」が理想的だということを理論的に伝えると納得されます。

そして、今まで「胸を張り、背すじを伸ばしなさい！」と患者さんに指導していた先生が、私の話を聞いて、「もっと脱力して背中を丸くして、巻き肩にしなさい！」と、指導方針を１８０度変えられます。

本書では、姿勢革命家として、まずは女性の悩みから解消したいと思っています。

「背すじを伸ばし、胸を張る姿勢」が、あなたの体にいろいろな不調を起こしている可能性があります。

日本人に多いとされる　肩こり・腰痛・偏頭痛……。

また、美容にも影響を及ぼしています。下半身が太りやすい、O脚、顔が大きい、むくみやすい、太りやすいなど、姿勢からメンタルへも影響を与え、イライラしがち、睡眠が浅い、思考がネガティブになりやすいなど……。

日本人の思い込みによるまちがった常識は、実はこんなにも今あなたを蝕んでいます！

本書の中では、

・なぜ背すじを伸ばすとダメなのか
・本当の正しい姿勢とは
・どうしたら理想の丸い背中になれるか……など

海外から持ち帰った新常識を、専門家の目線から紹介していきます。読者を代表して、美容に興味のある素人として登場するYちゃんの質問に答えていきます。

それらの情報の中から、本当の正しい姿勢「丸い背中」になることで、まず内臓から元気になり、姿勢も女性らしく美しく、くびれをつくることができ、メンタルも安定し、精神的にも幸福感を受け入れやすい身体をつくることができる方法を紹介していきます。

新しい姿勢の常識をこの本で伝えることで、あなたを健康で美しい人生に導くことができます。そして、命を育む女性だからこそ、正しい姿勢を学んでいただき、未来に向けてこれからの子どもたちを、すこやかに育ててほしいと願っています。

ぜひ、まずは知って行動してみてください。

あなたのこれからの未来が、健康で美しく輝きますように…

クリエ株式会社　代表　堀和夫

第2章

第5章

第6章

第7章

第8章

第9章

第1章

今あなたを悩ませる症状は姿勢から⁉

～どちらが理想的な姿勢でしょうか？～

前傾姿勢は肩こり、腰痛のもと

Ｈ　はじめまして。カイロドクターで４ＤＳ姿勢革命家の堀和夫です。『坂本龍馬は猫背だった』の電子書籍を２０１５年に発刊して、整体や整骨院など体の専門家の先生方には喜んでもらっています。

しかし今回は、日本の女性に美しくなっていただくべく！　女性に向けての姿勢革命をお伝えします。解剖学がわからない方にも理解できるように、読者代表としてアラサー女子にお手伝いを頼んでみました。

Ｙ　はじめまして。読者代表でヨガ女子、美ボディを目指すＹです。堀先生の４ＤＳブログは、時々ですがお勉強がてら拝見しております。よろしくお願いします。

Ｈ　おお〜そうなんですね。ぜひ詳しく知りたい方は、最新の姿勢情報をブログでチェックしてください。どんどん進化していく予定です！

ではさっそく始めます。

●鉛直な姿勢と前傾姿勢はどちらが体にいいと思いますか？

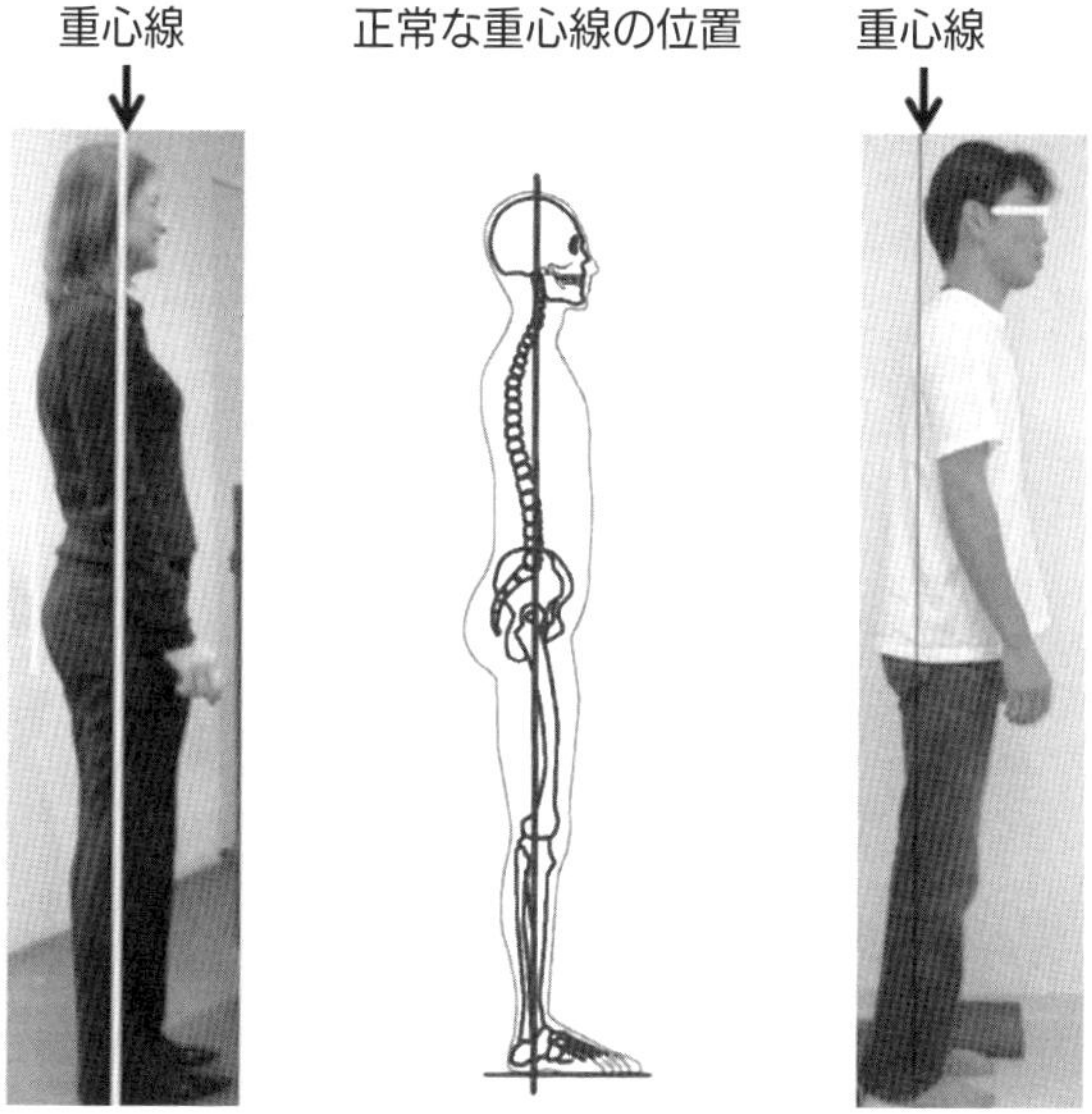

A・鉛直な姿勢　　B・前傾姿勢

Y　いろんな姿勢本を読んでいると、つま先重心がいいってよく書いてありますし、Bですか？　背すじはイイ感じかなぁと思いますが……。

H　姿勢と言えば背すじを見るところが日本人ですね。特に背すじを伸ばしたい日本人は、この前傾姿勢が理想的な姿勢かと勘違いしやすいです。

　正解はA。解剖学的な理想からは、地面から鉛直に引いた重心線の上に頭がある状態がいいです。それなのに、背すじを伸ばし胸を張る姿勢をとると前傾姿勢になってしまいます。

Y　先生、素朴な質問いいですか？　前傾姿勢はなぜ体に悪いのですか？

H それは、まず前傾姿勢では、

①体を支えるためにむだな筋力を使うから疲れやすい。

②理想的な背骨のS字カーブが失われる。

③足の指先に重心がかかり、足指の骨に無理な負荷がかかる。

Y じゃあ、鉛直な姿勢はどう体に良いのですか?

H それは、身体を地面と鉛直に位置させることで、

①むだな筋肉を使わなくてすむ省エネの姿勢になり、身体がラク。

②理想的な背骨のS字カーブをつくりやすい。

③足の裏全体にバランスよく重心がかかるから、負荷が自然でケガや故障をしにくい。

Y むむ。じゃあ背すじを伸ばして前傾姿勢になっていると、むだにエネルギー使っているってことですか? でも、実は効率的な筋トレになったりして良くないですか?

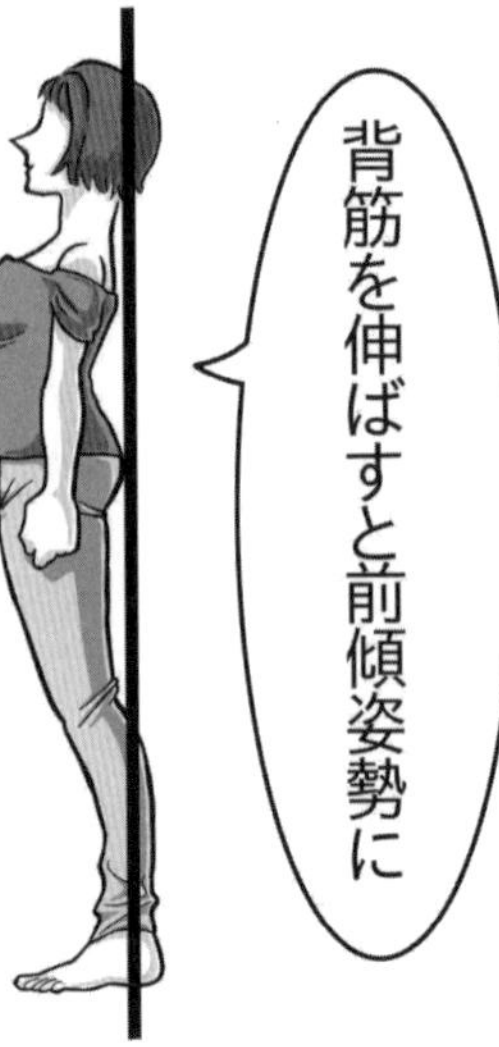

H その効率性を考えて、ラクに筋トレなんてメソッドが多くありますが、歩くときも食べるときも、車の運転やトイレまでも、常にいつも筋肉に緊張させておいて、自分の身体にひどいことをしていると思いませんか？　筋トレにも大切なのはオンとオフの切り替えです。ずっと頑張らせておいて、血行不良で肩こりや腰痛が慢性化するのはあたりまえでしょう。

Y え、　肩こりや腰痛も前傾姿勢から来ているんですか？

H 過言ではないですよね。実際のところ日本人に多い症状です。

Y ……。　背すじを伸ばすと、ろくなことないですね……。

H 知らないって罪でしょう？　日本人みんなに早く伝えてあげたいです！

鉛直姿勢のススメ

理想的な姿勢は、なるべく筋肉を使わない省エネの姿勢です。
前傾姿勢は重心下から外れるため、それを支えるために筋肉で体を支えないとまっすぐ立つことができません。

でも、鉛直な姿勢は、筋肉をあまり使わなくてもまっすぐ立つことができます。

五つぐらいの大小の石を積み上げた写真を見たことありますか？　何の支えもなく重力だけで立っているのです。これが理想的な姿勢のイメージです。

脚の上に骨盤が乗って、そこに肋骨が載る、そして最後に頭が乗っている状態です。これだと筋肉に負担をかけてないので、肩こりや腰痛にもなりにくい姿勢です。

逆に前傾姿勢だと、体を支えるために背中全体の筋肉だけでなく、脚の筋肉も最大限に使わなくてはいけません。

前傾姿勢は肩こり、腰痛、もちろん、脚やひざ、内臓に至るまでいろんな障害を起こす原因となります。

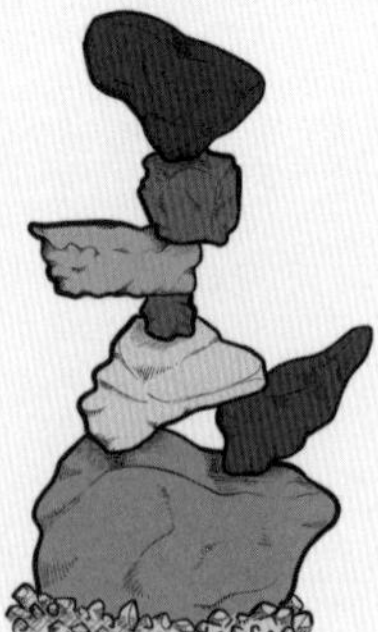

真っ直ぐな背中　VS　丸い背中

背すじを伸ばすと腰痛や肩こりになる?!

●Aの女性とBの男性では、どちらが理想的な姿勢ですか？

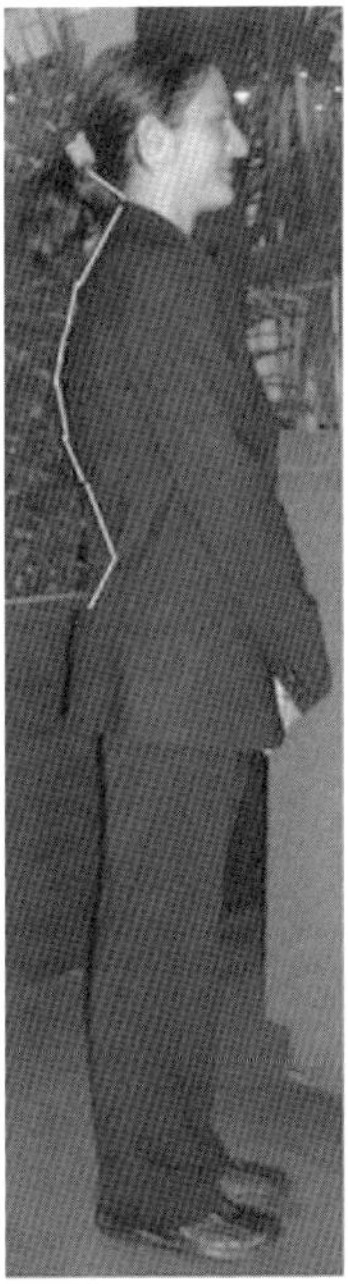

A

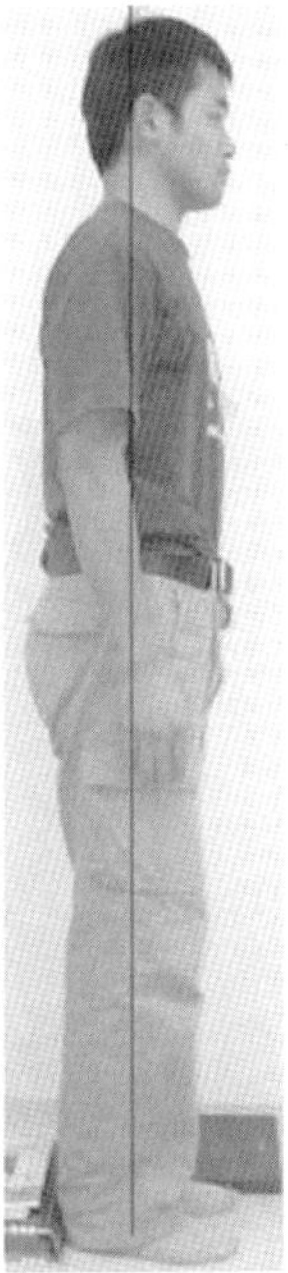

B

Y　この写真だと…Bですよね？　Aだと、ずいぶん背中が曲がっているから。「背すじを伸ばしなさい！」って言われて育ちましたし、背すじを伸ばした方が良い姿勢ですよね？

H　日本人はみんな勘違いしている。正解はA！　背すじを伸ばすと姿勢は悪くなるのです。

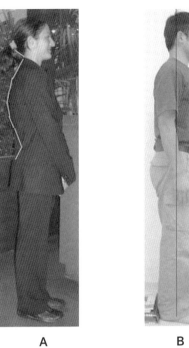

Y え？　勘違いなんですか？

H Yちゃんは、「立っているときの理想的な背骨はS字カーブ」と聞いたことありますか？

Y あります。でも、S字って「どこがSだと良いのか」は、わかってないですけど。

H 首の骨は前カーブで、背中部分は後ろカーブ、腰部分は前カーブっていうS字ですね。だから横から見たとき、理想的な背中は丸くないといけないのです。

Y でも、世間一般では学校の先生も「背すじを伸ばしましょう？」って言っていますけど、それはまちがいってことですか？

H 学校の先生は、解剖学の専門ではないしわからないのも仕方ないです。しかし、整体や整形の先生は、背中は丸いのが理想と知っているのに、いまだに背すじを伸ばすような姿勢指導をするのです。

背すじを伸ばすと背骨の丸みがなくなり、まっすぐになるのです。ストレートスパインって聞いたことありますか？

Y スパインって背骨ですよね？　まっすぐな背骨なら、S字カーブがなくなった状態……でしょうか？

H そう、それがストレートスパインです。背中の丸みがなくなると、首や腰、骨盤にまで悪影響を及ぼすのです。

たとえば、首の骨の前カーブ曲もなくなった状態、これをストレートネックと言います。腰の骨も前カーブが強くなってお尻を突き出した姿勢になっていたり、骨盤も前傾が強くなったりして、背骨全体どころか、全身に悪い影響を及ぼします。

Y 背骨がまっすぐになっただけで、全身にですか？

H 全身です！ 最初に、前傾の姿勢が最悪だと書きましたが、前傾姿勢になると前後のバランスをとるために、骨盤が前にずれたり、胸を張って、あごを引いたりするため、ジグザグの姿勢になります。

Y ジグザグ？ 想像してもえらくバランス悪そうですね。

●理想の背骨のS字ラインと、ストレートスパインとストレートネック

H 次ページの男性の写真のように、骨盤、肋骨、頭部が鉛直線上にあっても、背骨のS字カーブがないと、ストレートスパインで背骨にかかる力が分散せずにいろんな症状が起こります。

Y え？ 姿勢で背骨ってこんなに違うんですか?!

H 姿勢は毎日の矯正になりますから、本来の形を変えてしまいます。そこから、慢性の腰痛や肩こりだけでなく、椎間板ヘルニアだったり、すべり症、狭窄症など、いろんな症状が出ます。

ちなみにこの男性は椎間板ヘルニアを持っていて、左足に常に痺れがあり、常に慢性の腰痛です。

Y この男性、そんなに具合悪いんですか?!

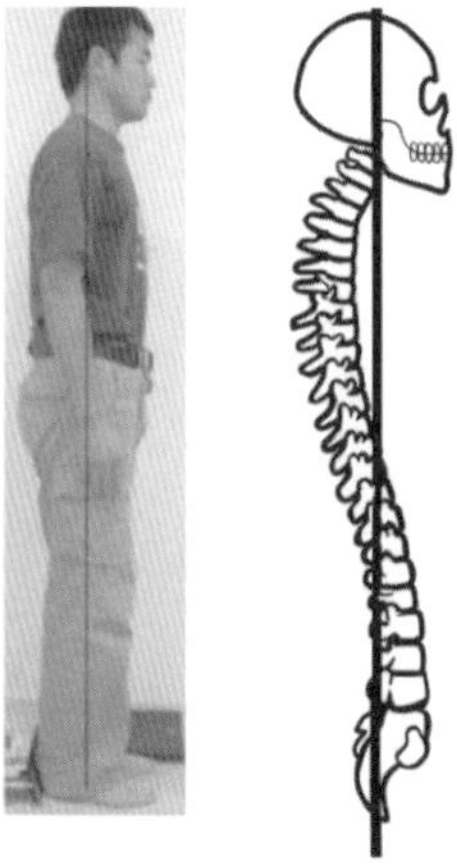

ストレートネック

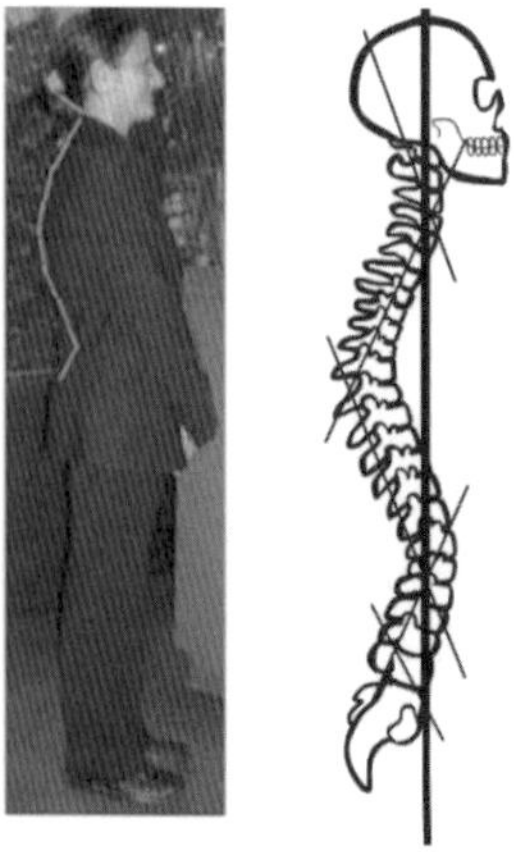

S字ライン

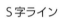

H 左のイタリア人の女性は背中が丸いですが、肩こりや腰痛は一切ありません。

Y この女性の背骨が正しい位置なら、ずいぶん違いますもんね……。

H ここが現代の医師や整体師が見逃している点なのです。患者の外観を診て、矢状線または重心線と言われるものに、足のくるぶし、大転子、肩峰（肩先）、耳の穴の位置がそろっていると、理想的な姿勢と勘違いしています。

でも立った姿勢の背骨には、首の骨の前カーブ、背中部分の後ろカーブ、腰部分の前カーブというS字カーブが必要なのです。

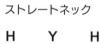

姿勢も天動説から地動説へ

医師などの専門家も、外観では背骨のS字カーブは気付かなくても、レントゲンを見ることで、そこではじめて、その人にきれいなS字カーブがあるのか？　ストレートスパインなのか判断できます。でも、毎回レントゲンを撮るのはリスクが高く、患者の健康上良くないし、コストもかかります。ですから、よほどの症状でないとレントゲンは撮りません。

だから、本章で紹介している写真の女性を見た医師たちは「背中が丸いのでねこ背ですね」と逆の判断をし、レントゲンを見たら「きれいなS字カーブですね！」と賞賛するでしょう。

巻き肩を悪い印象にするための洗脳イラスト

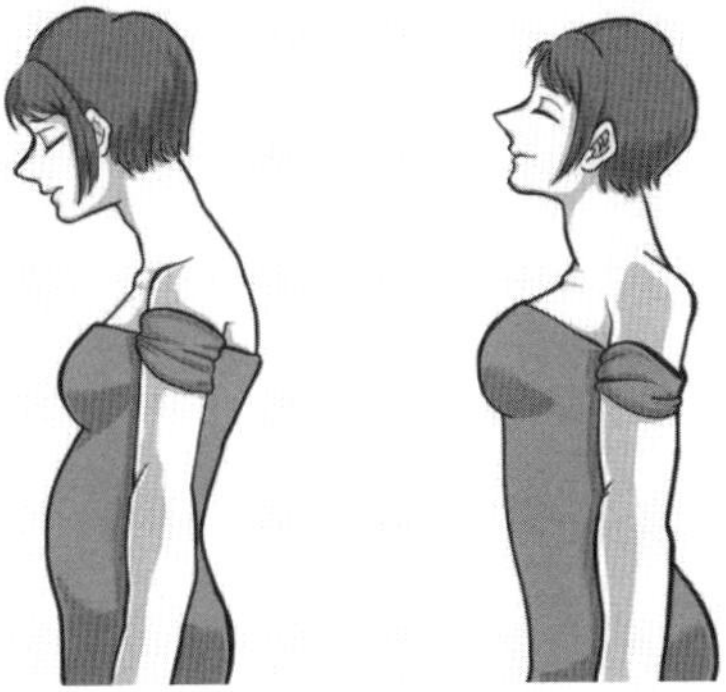

そして、反対に22ページの男性の写真を見たら「背すじが伸びて重心線は良い位置にあり、理想的な姿勢ですね」と言い、彼のレントゲンを見たら「S字カーブがない、ストレートスパインでストレートネックですね！」と診断するでしょう。

これは、日本の医師や整体師が「背すじを伸ばして胸を張った姿勢が理想だ」と、小さいころから洗脳されているので、患者の外観からの適切な診断ができない人が多いからなのです。まるで、太陽が地球を回っているという天動説のように、勘違いした常識で医師や整体師は「背すじを伸ばした姿勢」が理想だと、みんな信じていますが、実は地球が太陽を廻っているという現実があります。

姿勢の常識を覆すことで、鉛直姿勢で、もっと背中を丸くすることが良いことだということを、日本に広めていきたいですね！

腔を拡げる　VS　腔をつぶす

腔をつぶして10歳若返ろう！

●どちらの方が理想的な姿勢でしょう？

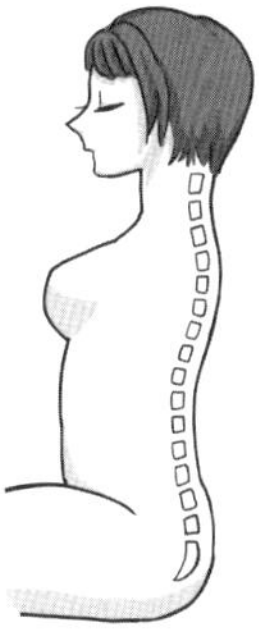

A・腔を拡げた姿勢

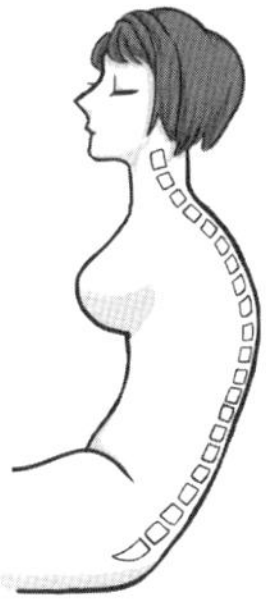

B・腔をつぶした姿勢

Y　ごはんを食べるときに内臓をつぶすと、ごはんが喉に詰まっちゃいそうですよね。なのでA！　と言いたいけど、堀先生の姿勢革命的には、Bでしょうか？

H　そう。答えはBです。基本的にいつでも「減腔」している姿勢が一番いいです。

Y　減腔？　なんだかまた不思議なワードが出てきましたけど……。

H　私の造語で、腔をつぶすことを減腔と言います。「腔」という言葉が専門的で耳慣れないかと思いますが、歯科口腔外科というと思い出せますか？　身体の中の空間のある部位のことで、口腔とは、口の中の空間のことを言います。

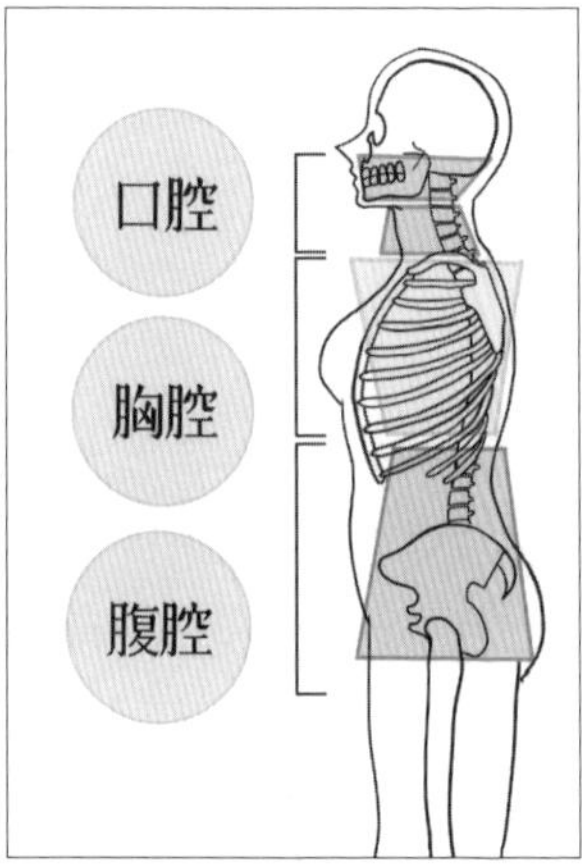

身体にはほかにも、心臓や肺などがある空間を胸腔（きょうくう）といい、胃や腸、肝臓などがある空間を腹腔（ふくくう）と言います。

Y なるほど、空間ですか。内臓は腹水に浮かんでいると聞いたことがあります。

H 内臓はあるていど腹腔（ふくくう）内で動くことができます。なので、さっきYちゃんが言ったように、お腹をつぶしてご飯を食べると、内臓が窮屈な思いをしてしっかり動けないと言われてきました。そうやって、立腰教育などの影響でも、従来の姿勢の常識では、腔をつぶすことが不健康だというのです。内臓機能が低下したり、循環機能が悪化すると言われているんです。

Y でも想像するに、たしかに窮屈そうですもんね。別腹でデザートを食べたいときは、精一杯背すじを伸ばして、内臓容積を拡げて詰め込みたい感じです！

H きれいになりたい女子は、そこ詰め込まないでください。本当に食べ過ぎますよ。

Y でも、実際に窮屈じゃないっていうのは、言い切れるものですか？

H それは説明できます！今までの常識で言われていることは真逆です。

なぜ、腹腔（ふくくう）をつぶすと内臓の循環がよくなり、内臓機能がアップするのかを説明します。

① 伸ばされたチューブ

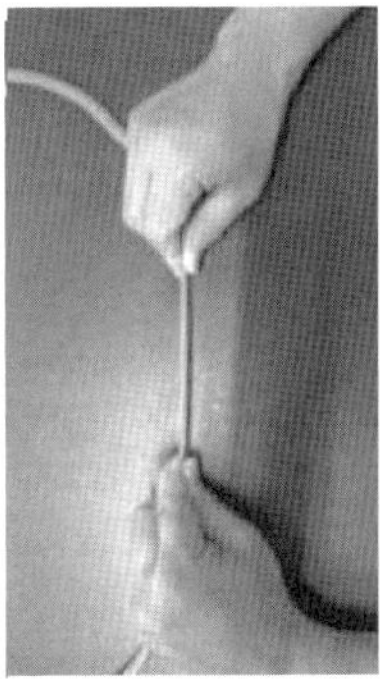

② 縮めたチューブ

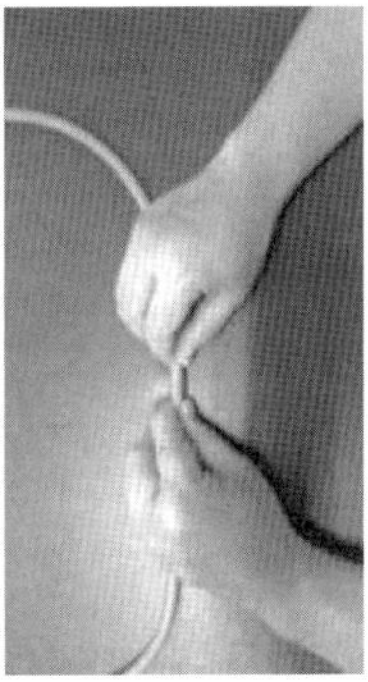

上の写真を見てください。腹腔にある血管をゴムチューブに見立てています。

①の写真を見てください。ゴムチューブを引っ張ると、管は細くなります。その結果、血流は減ってしまいます。

次に②の写真を見てください。ゴムチューブを縮めると、管は太くなりますよね。その結果、血流は増えるということが想像できます。

つまり、背中を丸めて血管を縦方向につぶすと、血管は太くなります。そしたら、血流は良くなるでしょう？内臓や脊柱の血管は縦方向の位置にあることが多いです。だから、その多くの血管が太くなり血流が良くなれば、内臓機能はアップします。

Y　なんだかそんな気がしてきました！　背中を丸めていると、体に酸素がいきわたる感じです！

H　胸腔・腹腔はしっかりつぶしてあげることで、内臓は刺激され血流もよくなり、内臓の動きを促進することができます。

また、内臓のむくみをとり内臓脂肪を取ることができるなど、いいこと尽くしです。

Y なんだか内臓が元気になるなら、お肌の血色がよくなり、細胞年齢も若返りそう！

H もちろんそういった効果は期待できます！

Y 質問です！　お腹をつぶすと血管は太くなって血流を良くするけど、神経は圧迫されないのですか？

H なるほど、いい質問です。神経は血管と並走しているので、血管と一緒で縦方向の圧のときには圧迫されません。一つ考えられる仮説として、椎間板ヘルニアで神経が圧迫されると、内臓の神経も圧迫され、痺れたり痛みが出るというイメージが強くあり、それで腔を拡げましょうという理論になっているかもしれません。でも、心配はいりません。背中を丸くして、内臓に重力が乗っている状態は普通で、自然体なんです。

腔を拡げると老化につながる

腔が拡がると横隔膜が縦に横に拡がります。そうすると横隔膜は伸びるのです。

息を吸うときには横隔膜は下に下がるので、空気を肺に入れると同時に内蔵を刺激する役割があります。しかし、横隔膜が伸びると、呼吸のときの横隔膜の動きが悪くなるのです。

外観的には腔が拡がると、胴体部分が大きくなります。そして横隔膜の動きが悪いと、1回の呼吸で肺に入れる空気量が減るため、十分な酸素が肺に入らなくなり、肩を上げることで足りない分の酸素を補充しようとします。

するとどうでしょう、首は短くなり、いっそう胴体部分も大きくなり、中年ボディの出来上がりです。

また、横隔膜の動きが悪化することで、内臓への刺激が減り、内臓はむくみやすくなります。すると顔や足がむくみ、内臓と神経支配で直結している肌は、老化の一途をたどります。つまり腔を拡げることは、内臓機能を低下させるだけでなく美容面でも老化を促進させます。こわいですね。

でも、今からでも遅くありません！　腔を拡げる運動ではなく、4DSヨガのような腔を狭める運動をしましょう！　減腔(げんくう)で10歳若返りましょう！

胸を張る姿勢 VS 巻き肩

胸を張っている姿勢は太りやすい?!

●どちらの姿勢が理想的だと思いますか?

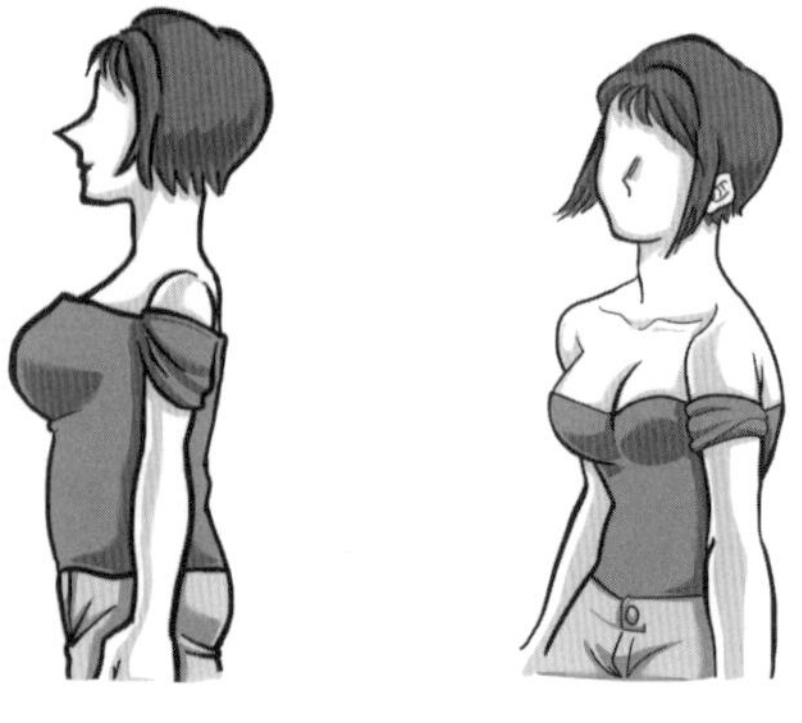

A・胸を張っている姿勢　　B・巻き肩

Y 理想の姿勢……は、背すじを正しているAですよね?

H あー、おいしい回答。正解はBです!

Y おいしい回答なんですか?

H だって日本人はまずみんなAだと答えます。正しい姿勢は胸を張っている状態だと信じて疑わない。

Y 「背すじはぴんと伸ばして胸を張って、姿勢を正す」って言いますものね。常識です。

H 日本の常識は世界の非常識。そこから疑って話をしていきます!

胸を張ると、「腔(くう)」が拡がる。そうすると太りやすいんです。

Y え？　なぜそうなるんですか？　胸を張ると太りやすい説?!　はじめて聞きました！

H たぶん私がはじめて言ってるから、聞いたことがないかもしれません。
腔を拡げると、くびれがなくなりウエストが寸胴になります。

Y えー。なぜ胸を張るとくびれがなくなるんですか?!　ショックなんですけど?!

H 解剖学的にもう少し詳しくはあとで説明しましょう。
せっかく本当の新常識、本当の正しい姿勢を教わるのなら、読者の方も体感しながら読んでほしいなぁ。

Y じゃあ、読者代表、頑張ります！
イラストの巻き肩を再現するとこんな感じですかね……　でも、頑張って肩を巻こうとすると、なんか息苦しい感じなんですけど……。

H 首まで巻き込んでいますね。そうじゃなくて、顔は上げて、首のシワを伸ばす感じです。

Y あ、逆ストレッチをやっているみたいで、肩甲骨とか気持ちいいかもです♡

H まあ少しずつ進めていきましょう。習慣にしてストレッチしないと、今まで拡げてしまった肋骨を狭めていくのはなかなか難しいです。※4DSヨガがおすすめなのですが。

Y 4DSヨガ？

H 4次元から見た、人の体に必要な動きをリハビリするヨガです。後ほど紹介するので、ぜひチャレンジしてみてください。

Y 私、「アシュタンガ・ヨガ」なら7年やっていますよ。

H あー、それもいいけれど、4DSヨガは全く違います。Yちゃんはヨガで基本のポーズから背すじを伸ばしているから、巻き肩は難しいかもね。巻き肩を矯正できちゃうヨガポーズなどをやるといい。

Y えー、そんなヨガがあるんですか？　じゃあ、それをやるとダイエットできちゃうとか?!

H そうそう、太りにくくなる体質にするのです。

Y でも、巻き肩はマイナスイメージが強くて抵抗がありますね。

H 日本では巻き肩を示す絵や写真はすべて頭を前方に出し、巻き肩は姿勢が悪いと印象付けてるからね。胸を張っている姿勢は首の骨の前カーブがなくなって、ストレートネックなのでそれこそ体に悪い姿勢なんだけど。メディアの影響はこわい。

Y じゃあ、洗脳されずに巻き肩をつくりなさいということですね。

H そうです。巻き肩で背中を丸くして、重力に逆らわずに脱力する姿勢ですと、肋骨が狭まり、胴体は縦にも横にも細くなります。つまり、肩幅が狭くなり、華奢(きゃしゃ)な女性らしいラインになるのです。

Y よかった。寸胴ではなく、華奢なボディラインのつくり方をお願いします！

H しっかり肩を巻いて、背中を丸くして肋骨を狭めると、肋骨の下の部分（肋骨下角(ろっこつかかく)）の角度は小さくなり、ウエストがくびれますよ。

※4DSヨガ…日本姿勢ソムリエ協会で行っている、堀DC（ドクターオブカイロプラティック）考案のヨガ（218ページを参照）

正しい肩甲骨の位置は「巻き肩」

姿勢や健康関係の書物に掲載されている理想的な姿勢の写真やイラストのほとんどは「胸を張った姿勢」です。胸を張った姿勢では左右の肩甲骨が水平に位置しています。

また、「左右の肩甲骨を中央に寄せて」と、よく健康番組などで言われますが、この運動も胸を張り左右の肩甲骨が水平の位置にきてしまいます。

左右の肩甲骨を背骨に近づけた姿勢は、背中の部分が平らになり、「平背（ひらぜ）」になります。

しかし、実際の理想的な姿勢の肩甲骨の位置では、背中は丸くなり、胸郭全体がアーモンド型になります。胸郭の前も丸く、後ろも丸い状態です。

脱力した自然な肩甲骨の位置は、背骨から前方に30度の角度にあります。運動学の教科書にも上のような絵が掲載されていますが、多くの整体院や整骨院では、この理想的

上から診た肋骨部分「胸郭（きょうかく）」の断面図
（左は胸を張っている姿勢、右は巻き肩）

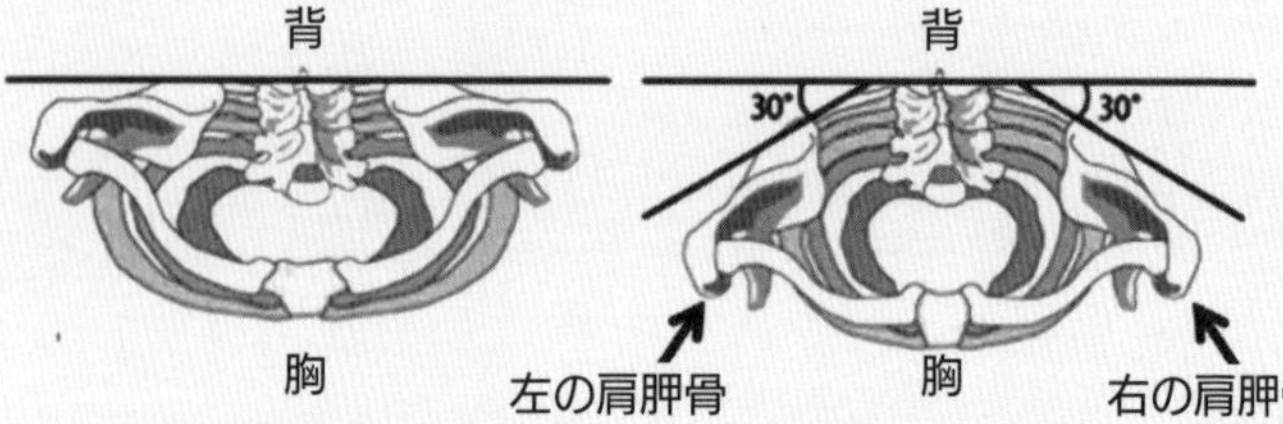

A・胸を張った平背（ひらぜ）　　B・理想的な丸い背中

な肩甲骨の位置を「前肩」や「巻き肩」と言って、胸を張るように矯正したり指導しています。

長年、背すじを伸ばし胸を張る姿勢をしていたために、肋骨が変形して、肩甲骨を前方へ30度の位置にすることができない人が多くいます。ですから、逆に日本人の多くは巻き肩方向に矯正する必要があります。

いかり肩　VS　なで肩
本当の鎖骨美人とは?

●どちらの鎖骨が理想だと思いますか?

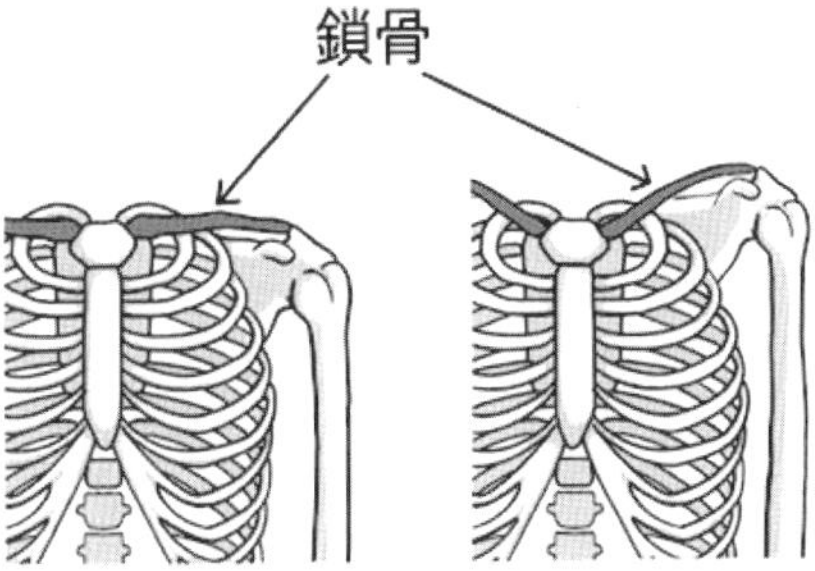

A・水平な鎖骨　　B・肩方向に上向きの鎖骨

Y　正解はAです! 堀先生のブログで、きれいな女性の鎖骨は床と水平になっているとありました! でも、だいたい鎖骨って肩に向かって上がっているものじゃないんですか?

H　おー、勉強しましたね。正解はAです。肩に向かって上がっている鎖骨の人は多いですが、鎖骨は本来「水平」です。解剖学で骨の位置を見てもらうとわかりますが、本当は鎖骨は床と水平なのです。鎖骨が肩に向かって上がっているのは、日本人だけじゃないかな?

Y　え? 日本人だけですか?! 海外ではそういう人いないんですか?

H　日本人に特に多いですね。でも理想は水平です。

Y　私も鎖骨は上がっていますけど、水平の方が美しいって理論は……。ただの堀先生の好みではなくてですか？（笑）

H　いやいや、そうじゃないです。たとえば宝塚のオーディション審査では、僧帽筋を見ています。

Y　へェ～！　宝塚と言えば本物の美女軍団ですよ！　堀先生の好みの話ではないとわかりましたが、質問です……　僧帽筋ってなんですか？

H　僧帽筋は、首から肩甲骨あたりまでの筋肉のことです。首回りの筋肉の中では一番大きいものですね。鎖骨が床と水平になると、首が長くなり僧帽筋が見えます。それが美しいと言われています。肩が上がっていたらもうＮＧなんですよ。想像してもわかると思いますが、肩が上がっていると首が短いでしょう？

Y　じゃあ、首は長い方が美人なんですね。私の中では新常識でした……。

H　ファッションモデルさんは、首が長いでしょう？　目指しましょう！

Y　ぜひ目指したいです！　でも、なぜ日本人女性は、そんなにみんな肩が上がっているんでしょうか？

H　まず一番はまちがった姿勢教育なんです！　これが根強く根底にあって、毎日背すじを伸ばすことで肩は上がってしまっています。

あとはストレス社会ですね。過度の緊張などで交感神経優位だと肩が上がる姿勢になりやすいのです。だから、メンタル面から見ても肩は下がって鎖骨は床と水平がいいです。

Y 骨格はメンタル面にも影響しちゃうんですか？

H ほとんどの日本人は肩が上がってしまっています。肩の筋肉を緊張させて、僧帽筋使って上がってしまっているのです。だから日本人に肩こりの症状が多いです。

ちなみに私は水平です。

Y ん？　堀先生は水平なんですか？　あぁ……　あまり腹を立てずユルッとしてらっしゃるからですね。

H そう！　だから、なで肩の定義を簡単にいうと、鎖骨が地面と水平よりも下がっていたら本当のなで肩になりますが、日本では鎖骨が水平な人の肩も、なで肩と呼んでいます。理想的な鎖骨の位置なのに、です。

Y じゃあ、美しい鎖骨とは、肩を巻き肩にすれば手に入るってことですか？

H そう。一流モデルも巻き肩で鎖骨も水平です。鎖骨が地面と水平だと首が長く見え、デコルテが美しくも見えます。

　鎖骨が上向きに上がっている状態では「いかり肩」になり、首も短く不細工ですよ。そして肩こりになりやすくなります。

Y なんだか、すごくもったいないことをしている気がしてきました！　なぜ胸を張る姿勢で生きてきてしまったんでしょう?!

本来の鎖骨の位置とは

日本では、なで肩が肩こりの原因だとか、悪い姿勢と言われています。しかし、世界中の美女の絵を見るとみんな「なで肩」なのです。モナリザにしても、モネの美女にしても、日本の浮世絵の女性にしてもです。

肩が下がると僧帽筋(そうぼうきん)などの、首や肩周辺の筋肉が伸ばされるから肩こりになると勘違いされています。

重力に逆らわない理想的な鎖骨の位置が、鎖骨が地面に対して平行な位置です。それは、首や肩の筋肉に力が入ってない状態です。その状態でいれば肩こりにはなりません。

逆に鎖骨が上に上がっている状態は、肩が重力に逆らって筋肉が収縮している証拠で、肩こりになりやすいのです。

あごを引いた姿勢　VS　あごを上げた姿勢

あごを引くと、美と健康を害する?!

●どちらの方が理想的な姿勢でしょうか?

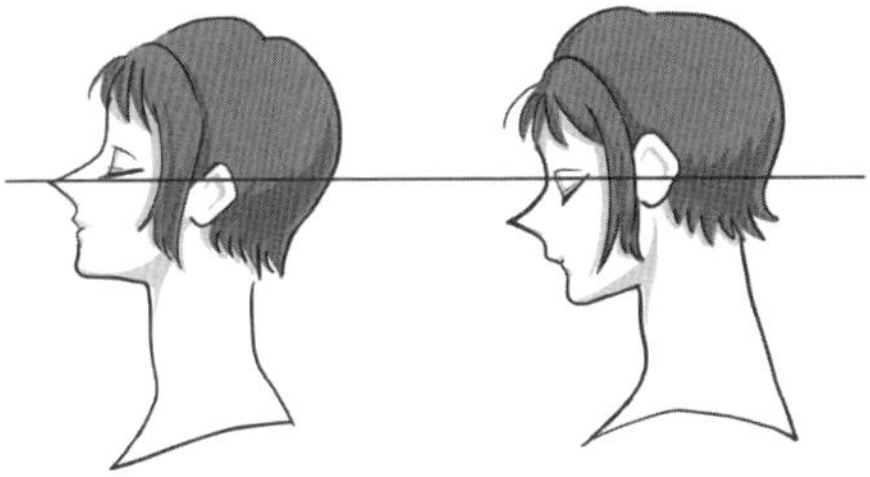

A・軽くあごを上げる　　B・軽くあごを引く

Y　う〜ん。あごを引くと写真写りがいいですよね。だから、B!

H　答えは　A。軽くあごを上げるです。

Y　え!　それが正しいなんて、教わったことないですよ?!

H　そうなんです。日本では、あごを引くことを美徳とされていますからね。

Y　たしかに、正しい姿勢として「背すじを伸ばして胸張って」っていうとき、「あご引いて」っていうフレーズもついてきますよね。

H　女性は特に、控えめに、目線は下にすることを子どものころから教わります。

女性は謙虚じゃないといけないと昔から言われていますよね。

Y まあ、今の時代だと、そのあたりはゆるくなってきてはいますけど、世論での価値観というか、それは根強いですよね。

H では実験です。Yちゃん、ちょっと立ってください。そのまま、あごを引いた状態で身体を動かしてみて。

Y え？ あごを引いてですか？ こんな感じですか？

H そうそう。今の身体の感覚を覚えておいて。では、次にあごを上げて身体を動かしてみて。

Y はい。こんな感じですか？ あれ？

H ほらね、身体がラクに動くでしょう？

Y そうです。そうです！ え～、これはどうしてですか?!

H 説明は簡単です。あごを引くと頭の※トランズの動きが制限されます。頭がトランズしないと、身体の重心移動が起こらなくなるんです。そうすると、全身を使っての動きが制限されるため、体が動かなくなります。

逆にあごが上がった状態だと、頭の左右前後のトランズが起こりやすくなります。すなわち、全身を使った動きができるようになります。

Y え？ 先生、えらく難しいこと言われましたよね？

H ちゃんと解剖学的に答えてみました。

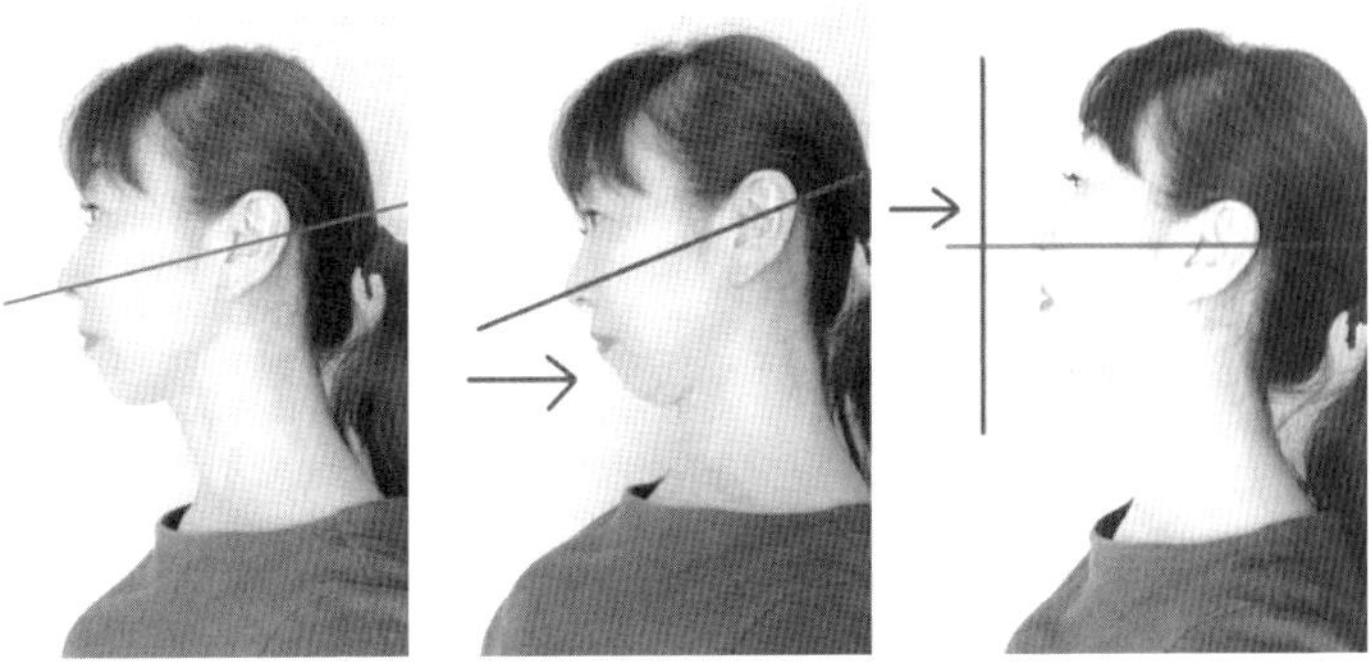

前傾姿勢の時　　あごを引くとダメ　　頭を後ろに平行移動（トランズ）

だから、一流のスポーツ選手はみんな少しあごが上がっているし、美人も少しあごが上がっています。少し顔を動かすだけで、全身がすべて連動して動くので内蔵や呼吸の機能が良くなり、肌やスタイルが良くなります。

Y　ええ？　あごを少し上げただけで、内臓は元気で、美肌効果もですか?!　理屈はともあれ、そこを知ることができて良かったです！

H　少しあごが上がった女性は「鼻高！」とか「あの人、気取っているわね！」と、言われたりしますけど、健康で美しいのは、少しあごが上がった女性なのです。

※トランズ…　トランスレーション（平行移動）の造語

少しあごを上げた角度の姿勢が美人?!

理想的な顔の位置は、鼻の頭と耳の穴を結ぶ線が地面に対して水平の位置です。歯科矯正の用語でこのラインを「カンペル平面」と呼びます。健康的にもあごを少し上げるカンペル平面の姿勢の方が良いのです。あごを少し上げると体幹がゆるみ、首や上体の可動域が上がります。すなわち肩こりなどもなりにくくなります。あごを引くと体幹が固まり、逆に肩こりの原因になります。

美容的には、あごを上げると首のシワが目立たなくなり、あごを引くと首のシワができたり、二重あごになります。

少しあごが上がっている方が、自信に満ちた表情で、首も長く見えます。だから健康的で美しいのです。

ひざを曲げる　VS　ひざを伸ばす

ひざの伸ばし過ぎは腰痛の原因?!

●立っているとき、ひざを伸ばす姿勢とひざを軽く曲げる姿勢、どちらが理想的でしょうか?

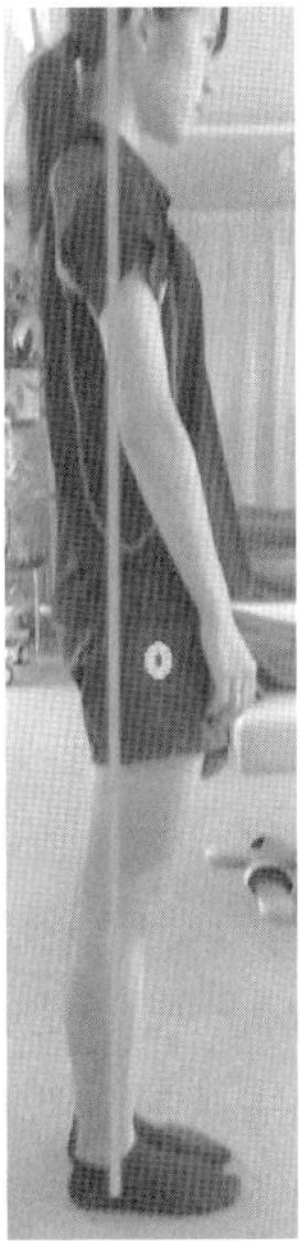

A・
ひざを伸ばした姿勢

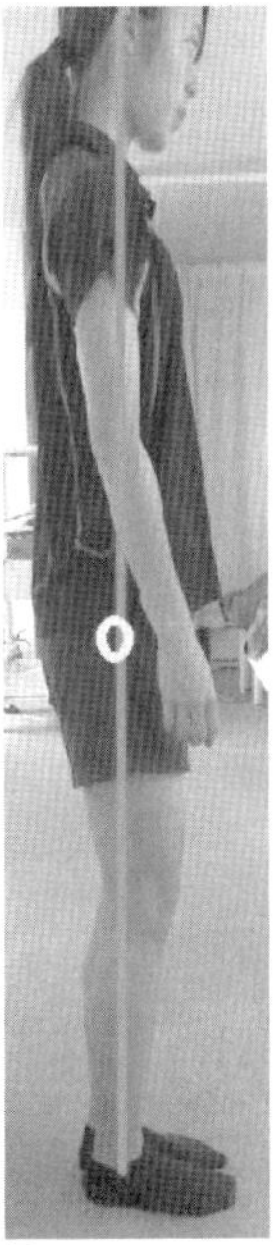

B・
ひざを少し曲げた姿勢

Y 正解はBの少しひざを曲げた姿勢……　ですか?　今までの常識からだと、Aって答えそうになりますけど。

H そうなんです。Bが正解です。重心線が見えれば、どっちが良いかわかるようになってきましたね。

　最近の子ども事情でも、バレエやダンスの教室などで「ひざをピンと伸ばしましょう!」と、よく注意されると聞きます。昔から学校などでも、「ひざを伸ばして立って気を付け！　指先もピンと伸ばして！」と、注意された記憶はありませんか？

Y　たしかに「気を付け」と言われると、ひざもピンと伸ばしますね。

H　でも、ひざをピンと伸ばすと、ひざ裏の関節包を圧迫してリンパの流れを悪くするため、リンパの循環が悪くなって、脚がむくみやすくなります。

　また骨盤がバランスをとろうとして、お尻が「でっちり」になり、反り腰になるため腰痛の原因にもなります。

Y　え?!　またいろいろ姿勢つながりで、いらない症状をつれてきましたね！

H　腰痛だけならいいけど、「すべり症」「分離症」の要因にもなっています。良いことは一つもないです。

Y　ひざを伸ばす姿勢って習慣だから、毎日積み重ねることがこわいってことですよね。

H　そうです。そしてその上にまた、バレエとかダンスでひざを伸ばし過ぎの過伸展になることが「美しい」とされているところがあります。すべての関節は伸ばしきってはダメなんです。指先も、ひじも、ひざも、足の指もです。

Y　たしかに「ピンと伸びたひざが美しい」といった価値観はありますね。スポーツや演技では意味合いが違って、そのときだけでいいかもしれませんが、普段からの姿勢で体がダメージを受けているというのはショックです。

女性に限らず、現代の日本人って腰痛に悩む人多いと思いますが、あれはひざを伸ばそうとする意識が関係しているってことですか？

H それは十分考えられます。

Y キュートなヒップラインを演出したくて、お尻を突き出してしまいそうですが、「でっちり」って言われると、いかにも体に悪そうです。

H 私から言わせると、あのラインのお尻はキュートではないです。骨格が無理をしてゆがんだかわいそうなお尻ですよ。

Y わぁ……　すごくいたたまれない気分ですが……。

　身体にやさしいキュートなお尻のラインをつくるには……、つまり腰痛にならないための姿勢ですよね。意識したいひざの角度というか、身体のつくりから考える自然なひざの形って、どうやってつくるといいですか？

H 43ページの写真から角度は見てもらうとよいですが、前傾姿勢にならないために気を付けるポイントと同じです。

　地面から鉛直に、つみきを重ねるように立ったとき、ひざは少し曲がっています。ひざを軽く曲げるだけで、重心線がかかと、大転子（だいてんし）（骨盤の中心あたり）、肩の中心、耳の穴を通って理想的な姿勢になります。写真はただ「ひざを軽くまげて」と姿勢指導しただけですが、それだけで姿勢が良くなります。

人間のすべての関節は伸ばしきってはダメ

人間のすべての関節は、軽度屈曲が自然なのです。あなたの手の指先を見てください。すべての指の関節は軽く曲がっていますよね。

小学生のとき「気を付け」「前へ習え」をするとき、指先を「ピーン」と伸ばすように言われます。しかし、長時間指先を伸ばし続けると手が疲れるどころか、しびれそうになります。

一時的に関節を伸ばすことは、なにも問題はないのですが、伸ばし続けることは、交感神経優位の状態をつくって身体にマイナスな影響を及ぼすどころか、構造的にも循環障害を起こしてしまいます。

指の関節を軽く曲げている状態が中間位、伸ばすと伸展位、拳を作った位置が屈曲位です。自然な手の形は背骨のカーブと同じ弧を描いています。けっこう丸いですが、これが一番構造的に安定した関節の位置なんです。

ひざの関節の自然な位置は軽度屈曲です。同じくひじの関節の位置も軽度屈曲です。ひじの関節が、まっすぐより逆の方向に曲がった状態を猿手といいますが、ひざの過伸展も、猿手と同じで異常な状態です。

またひざの関節は、立っているときも寝ているときも、軽度屈曲が中間位で、一番安定した位置です。伸ばし過ぎて過伸展でも負担がかかるし、過剰に曲げてもいけません。

ひざの過伸展は脳梗塞などの神経障害でも無意識で起こります。

バレエやダンス教室などだけでなく、学校などでもひざをしっかり伸ばすように指導されることがあります。しかし何度も言いますが、自然な関節の位置は軽度屈曲です。

高齢の女性のひざの関節症で、ひざが伸びない人がおられます。彼女たちはひざ関節の過剰な屈曲です。ひざの関節症の人達を見て、ひざを過伸展するのが健康と、日本人は勘違いしているのかもしれません。

ひざの関節は軽度屈曲が正常で、重力の衝撃を吸収するようにできています。

かかと重心　VS　つま先重心

つま先立ちで大根脚?!

●「かかと重心」と「つま先重心」、どちらが正しい姿勢でしょうか?

Y これは見た目に、正解はAですよね?

H はい。正解はAです。でも、日本では特に「つま先重心」の人が実に多いのです。

Y え? そんなに? というと、私は「かかと重心」で歩いているつもりですけど、自覚なく「つま先重心」で歩いているってことですか?

H そうです。Yちゃんは「つま先重心」ですね。

Y どうしてわかるんですか?

H つま先重心の見分け方は、

・足を投げ出して座って脱力した状態で、つま先が反り返っている。

・足の裏指の付け根にまめやタコ、皮が厚くなっ

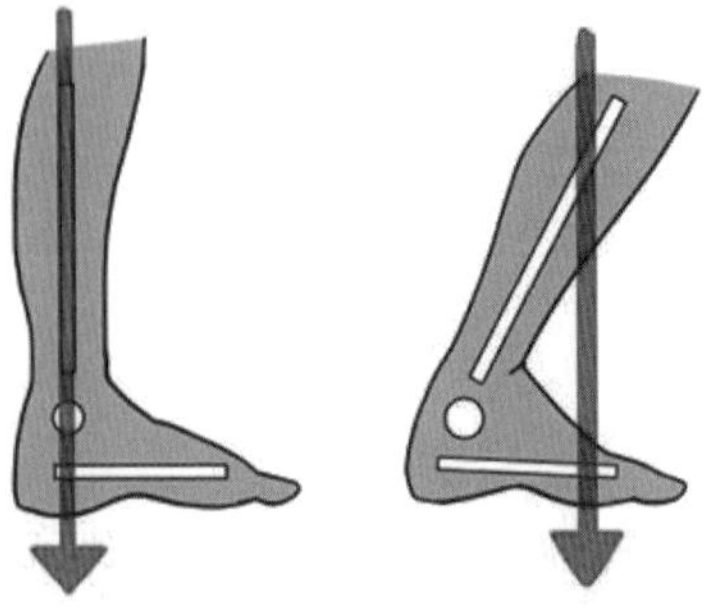

A・かかと重心　B・つま先重心

ている。

といった感じですが、ちまたにある「美脚スリッパ」とかいう、つま先しかないスリッパとか履いていませんか？

Y あ、かかとのない小さいスリッパですよね？　私は履いてないですけど、美を目指す女子たちは、つま先立ちで歯磨きしたりはしていますよ。

H あー。ぜひ、やめた方がいいですね。

Y そうなんですか?!　足首キュッと、太モモもシュッとなりたくて、日々努力しているというのにですか?!

H ダメです。日本人に大根脚が多い理由は、つま先重心にあります。すなわちそれは前傾姿勢であり、背すじを伸ばして胸を張る姿勢が日本人の脚を太くしているといっても過言ではないと思います。

Y じゃあ私を含め多くの女子は脚が太くなるとは知らずに、まちがった努力をしてしまっているということですよね?!　……　とりあえず今からスリムにする方法は？

H 大丈夫です。まだ間に合います。まず、骨格的にはかかと重心が理想であることを理解しておくことです。そうすると、背すじを伸ばして胸を張ることにはならなくなるでしょう。

Y それだけでいいんですか？

H それが大事なんです！

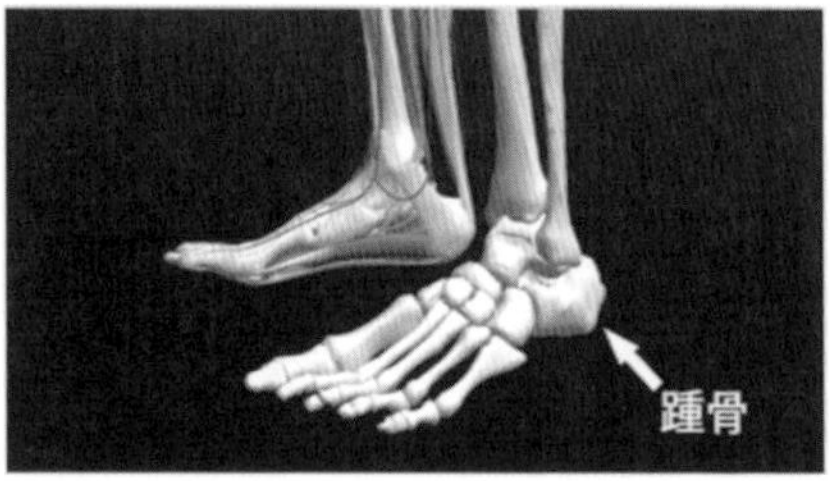

まず、骨の形を見てください。片方の足首から先にある骨は28個あります。つま先や足の甲の骨は小さくて、靭帯で結合されており、過剰な負荷が加わると変形しやすくなっています。

外反母趾や開帳足（横アーチのつぶれる足）の原因はつま先重心にあります。上の図のようにかかとの骨は大きく丈夫にできています。人間はかかとに重心を載せるようになっています。

Y ほんとだ！　人間の体ってわかりやすいですね！

H 体は、正しい姿勢をちゃんと教えてくれています。

人間の身体は、かかと重心につくられている

運動学の教科書には、基本の重心はくるぶしの前の方にあると言われています。日本では背すじを伸ばし胸を張ることで、かなり前方重心になってしまいます。

しかし、前傾姿勢になるとつま先重心になり、母指球や小指やその間に負担がかかり、

横アーチがつぶれるだけでなく足裏にマメやタコができます。

測定器機で測定しなくても、足の裏の親指付け根あたりの皮膚が分厚いのは（写真右）、つま先重心で前傾姿勢だということがわかります。足の横アーチがつぶれると、足裏にタコやマメができるだけでなく、外反母趾にもなりやすくなります。

そして、つま先重心だと骨格的にも足首が太くなります。ひざから足首にかけての筋肉に負担がかかり、筋肉は膨張し、そこにむくみも誘導され、なおさら脚は太くなります。

ハイヒールやミュールを履いても、外反母趾や足の障害にならないように、かかと重心に気をつけましょう。（写真左）

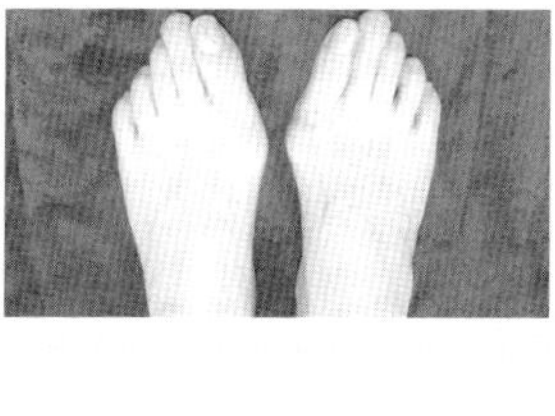

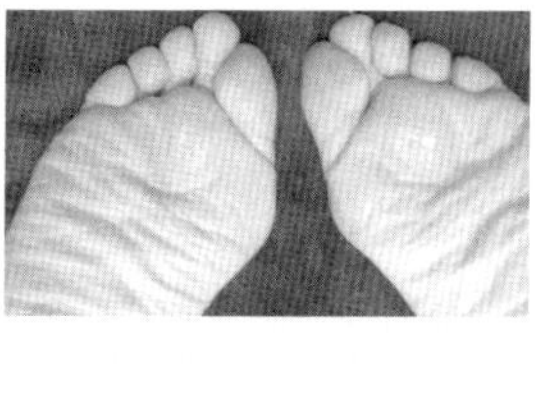

第2章

美人は巻き肩、ねこ背から生まれる

肩幅は狭く華奢がかわいい

H　Yちゃんは、華奢（きゃしゃ）な女性になりたくないですか？

Y　筋肉マッチョとかは目指してないですよ！　華奢で守ってあげたくなる女子って、同性から見てもかわいいですし、目指したいとは思いますけどね。でも生まれ持った骨格ですから、なりたいと思っても仕方ないですよね。

H　いえいえ、これは骨格の問題じゃないです。みんな胸を張った姿勢で肩幅が広くなっているだけです。巻き肩の状態から胸を張るだけで3センチから6センチは肩幅が広くなりますから。肩幅を狭くする巻き肩はだれでもつくれます。というか、だれもが持っています。しっかり巻き肩にした方が正面から見たときに華奢で細く女性らしく見えますよ。

Y　胸を張るだけで、そんなに違いますか？

H　けっこう違います。日本人女子は、背すじを伸ばして胸を張っているから、物理的に肩幅が広く見えて、がっしり体形に見えがちです。というか、実物より太って見える……かな。

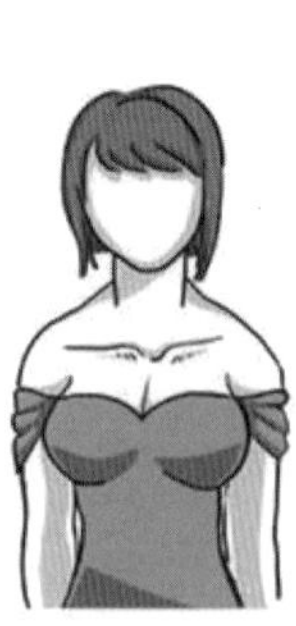

巻肩は肩幅が狭い

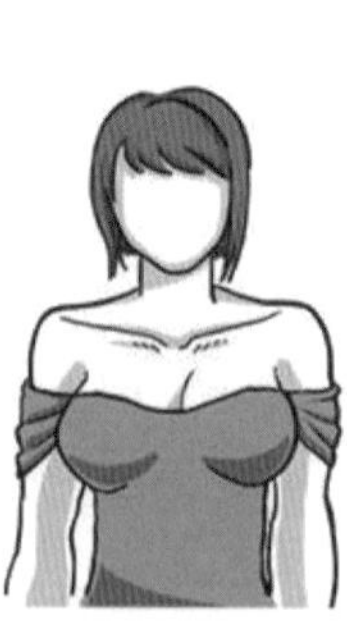

胸を張ると肩幅が
広くなる

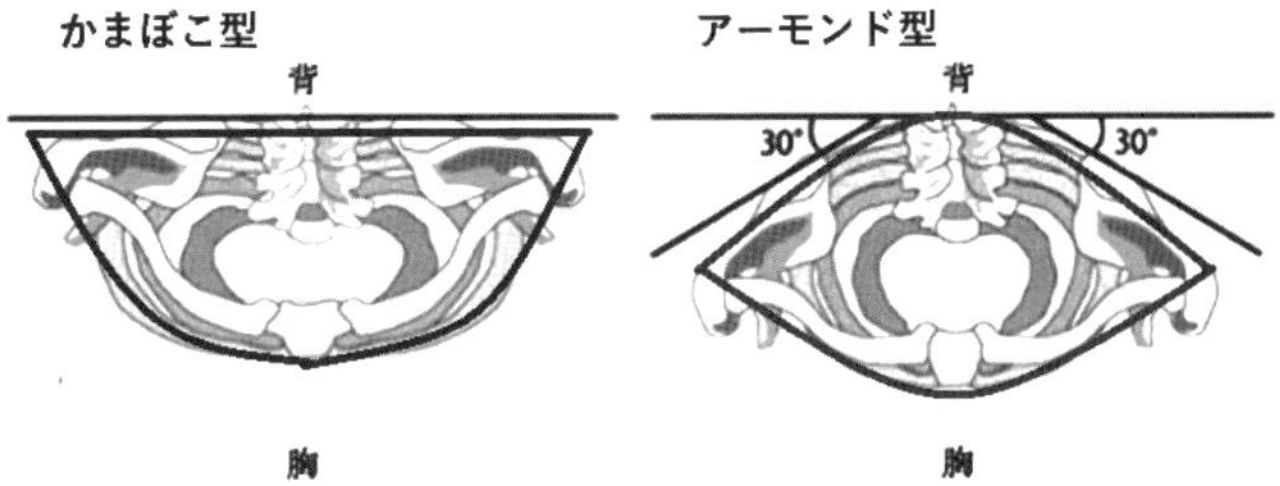

Y　え?!　そうなんですか?!

H　もったいないでしょう?　外国人は多くの人が巻き肩で脱力しているので、正面から見ても肩幅は狭く見えます。でも体重は外国人のほうが重い。

Y　え～?!　おどろきの新事実です?!　日本女子って、損している気分です!

H　損していますよ!　早く気付いてほしい!　上のイラストで見てください。外国人は、巻き肩で背中が丸く、肋骨の形がアーモンド状で前後にふくらみがあります。胸を張っている日本人は背中が平らになるので、かまぼこ型に横長で胸が薄っぺらいです。

同じ体重なのに、外国人の巻き肩の姿勢の方が見た目スレンダーに見え、モデルみたいでかっこいいです。日本人は胸を張っているので、体重は軽くても肩幅が広く見えるため、太って見えます。

また、日本人は背すじを伸ばすことで肩が上がり、肩の筋肉が発達しやすくなります。これも女子にとってはうれしくない効果ですよね。

Y 肩の筋肉発達?!　それは目指していません。

H ほんと、日本の女優さんを見ても、もっときれいになれるのに残念だなあと思いながら私は見ていますよ。

背中を丸くして脱力している外国人は、重力に逆らわず、なで肩になっているので、肩の筋肉の過剰な発達もないです。しかし、重力に対して、肩を上げたがる日本人は、肩の筋肉の僧帽筋(そうぼうきん)や三角筋まで発達してモリモリの肩になります。

おまけに教えてあげると、肩の筋肉が発達すると、二の腕まで太くなります。そして、肩が上がると首が短くなります。まったくいいことなし！

Y ……。

H 日本では巻き肩は姿勢が悪いと洗脳されています。でも本来の解剖学的な姿勢体と、巻き肩で顔の位置が上半身の鉛直線上にあると、華奢で魅力的な姿勢になります。

Y この絶望感を拭えそうです！　巻き肩の姿勢で、頭の位置を鉛直線上ですね！

H しかし、ここで日本人の問題点が出てきます。背中を丸くして巻き肩にすると、頭を上半身の真上に持っていけない人が多い！　これは異常なのです。

Y　なんか、巻き肩の方がいいっていうレベルではなく、しなくちゃって感じですよね?!

H　お?!　気付いてきた？　脱力して「なで肩」になれば、首も長くなり、より美しくきれいになれます。だいたい洗脳ですよ。「背すじを伸ばしましょう、胸を張りましょう！」ということをうたっている書籍やネットの記事は、1章でも書きましたが、巻き肩が悪く見えるような洗脳の写真やイラストをよく使っています。（23ページイラスト）

Y　まあたしかに、すっかり洗脳されていました。おそらくイラストを描いている人も、モデルさんも洗脳されていますよね。

H　日本では巻き肩にする絵や写真は、すべて頭を前に出して、巻き肩は姿勢が悪いと印象付けています。

　本当なら、巻き肩で顔の位置が上半身の鉛直線上にあると、華奢で魅力的な姿勢に見えます。ちなみに言わせてもらうと、54ページのイラスト左の女性胸を張っている姿勢は、首の骨の前カーブがなくストレートネックです。

　これらの解決法も、本書で紹介するエクササイズで教えていきますね。

Y　まちがった姿勢の常識を知ると、どんどん不安も出てくるけど、ちゃんと解決法も教えてくださるのは、ありがたいです。

H　いい情報、正しい情報は、しっかり選んでくださいね。

潜在意識の罪悪感に負けないで！　巻き肩に

本屋さんに行くと、健康ブームの中、ヨガの本、ストレッチの本、体操の本、健康関連の本が山積みされています。しかし、健康関連の本を見るとまちがった情報が当たり前のように氾濫しています。

それらの本に掲載されている写真やイラストでは、「背すじを伸ばし、胸を張った」モデルたちが登場し姿勢やストレッチを指導しています。一般の人は雑誌や本の中のインストラクターの姿を見て「姿勢の良い健康的な美女だ」と思うことでしょう。

そういった本を読んだ一般の人は、背すじを伸ばすこと、胸を張ることが健康に良いと常識として植え付けられています。健康番組でも、医師や専門家、大学教授も、背すじを伸ばして胸を張ることに何の疑いもなく、健康の象徴のように繰り返し伝えています。

そういった環境の中では、巻き肩でいることが罪悪感であったりします。しかし、自分の細胞に素直に従ってみると、どちらの姿勢が正しいかわかるはずです。

世界に一つしかない自分の体を、大切に扱いましょう。

鎖骨美人を目指せ！

Y　女性の肩を語るときに、鎖骨って重要ですよね。まず、鎖骨のあるなしでも女性らしさに差が出ます！

H　え？　鎖骨のない人なんていないでしょう？

Y　いやいや、例えですよ。鎖骨が見えない女性はけっこういます。お肉つき過ぎかなとか。

H　それはさっき話した、「巻き肩じゃないから見えてない」だけで、そういう人も肩を巻いたら鎖骨はだいたい出てきます。

Y　え?!　そういうものなんですか？

H　キレイな鎖骨の定義は、一直線に水平に伸びた左右均等な鎖骨。そして、鎖骨と肋骨の間にくぼみがある鎖骨です。水も滴るいい女……　ではないですが、鎖骨と肋骨の間に水がたまるような鎖骨が美しいとされます。

Y　ステキ♡　水がたまりそうな鎖骨のくぼみ……。ほしいです！

H　それは簡単。まず、この水がたまるような鎖骨をつくるには、巻き肩でないとくぼみはできません。そして肩は上がらずに、なで肩でないとできません。肩を上げると巻き肩でもくぼみは埋まってしまいます。

Y　ほんとですね。肩を上げては台無しですね?!

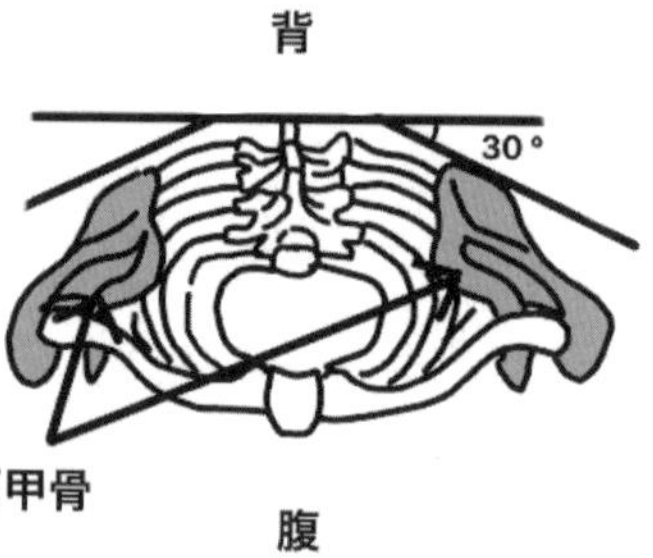

H そうそう、もっとその肩を巻いていきたいですね。地面に対して平行な鎖骨になるためには、鎖骨とともに肩関節の位置を決める背中側の肩甲骨の位置がポイントです。

上の図のような肩甲骨の位置が、上方傾斜の外転でないといけない。どこにも力が入っていない〝筋肉がニュートラルな状態〟です。

Y 上方傾斜の外転って、ちょっと難しいですね。

H それから、肩の位置は本来の骨格である巻き肩でなければいけない。肩は体よりも前についているものなのですよ。

Y 体よりも前？

H 解剖学的に見るとこうです。真上から見て、体の後方ではなく前方にある。

読者のみなさんも確認してみてください。あなたの鎖骨、ナナメに上がっていませんか？　ナナメの鎖骨は、無意識のうちに筋力を使って背中側の肩甲骨を上げているのです。

常に筋肉を使っている状態は、緊張状態であり、血行不良や循環不良をおこし、それが肩こりなどの原因になるわけです。首に

鎖骨が水平

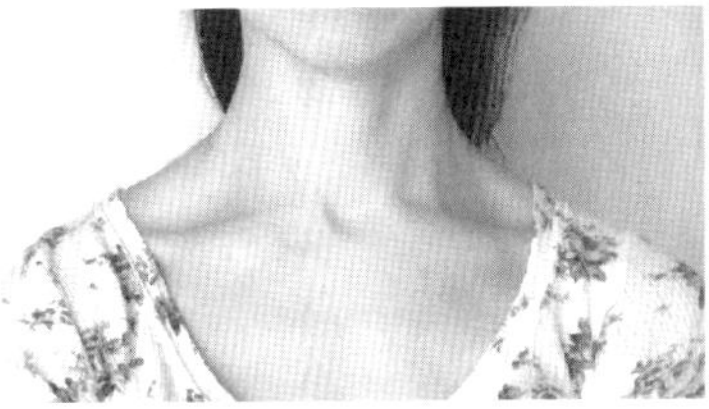

鎖骨が上がっている

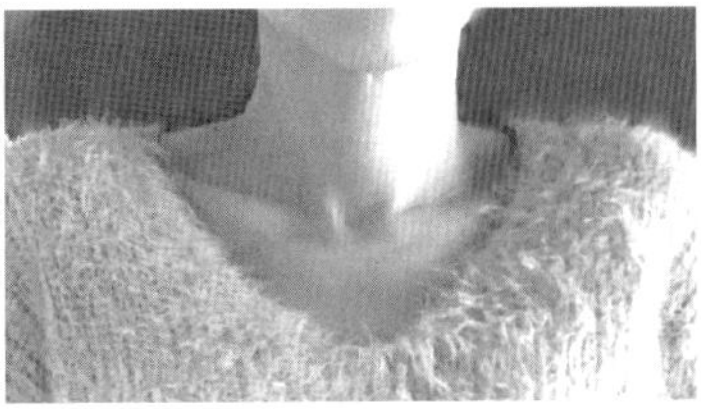

Y　横ジワがある人も同じです。

Y　肩こりや、首の横ジワまで、背すじを伸ばす姿勢からくるなんて思いもしませんでした。

H　試しにみなさんも胸を張って、鎖骨を触ってみてください。鎖骨と肋骨の間の〝くぼみ・スペース〟がなくなるのがわかると思いますよ。

Y　ほんとです。でも、骨ってこんなに動くんですね。骨と骨の間が狭くなる！　意識してなかったです。

しっかり巻き肩を意識して、首を長ーく……、鎖骨を水平に戻して……、鎖骨美人♡

美しい鎖骨は健康もつれてくる

鎖骨と肋骨の間が狭まると美しくないだけでなく、鎖骨の下を通っている血管や神経リンパ節まで圧迫するのです。鎖骨と肋骨の間のスペースが狭くなると、リンパの流れが悪くなり、腕や手がむくむだけでなく、胸郭出口症候群という、手がしびれるような症状も出ます。胸を張ることで、こんなにも体に負荷がかかっているのです。

体のどこにもむだな力が入らず、地面に対して頭までが鉛直線上にあれば、むだな筋力を使わないため、肩こりや腰痛、首痛などの慢性疾患はおこりません。

「美しい=健康」で自然体なのです。地面に水平で、なで肩で、くぼみのある鎖骨も、美しさのためだけでなく健康を保つためです。

美と健康はイコールなのです。

くびれウエストをつくる！

Y　堀先生、ヤマトナデシコはどうも「くびれ」に憧れるのですが……。
　日本人は幼児体型というか、くびれのない寸胴タイプが多い気がします。国民的コンプレックスかのごとく、様々なくびれメゾットがあります。

　でもどうなんでしょうか、くびれ女子が増えているようには思えない……。

H　そのメソッドって、いろんなストレッチで「しっかり伸ばしましょう！」っていうフレーズが多くないですか？

Y　え？　だって、ストレッチ以外でくびれつくれますか？

H　実は、背すじを伸ばし、胸を張ることで胸部の肋骨を拡げるために、くびれがなくなっています。毎日の姿勢でウエストを拡げ、くびれエクササイズというストレッチのおかげで、より太くなっています。

Y　は？　くびれエクササイズで、より太くなっている?!

H　前章にも書きましたが、なぜ日本の姿勢教育はウエストを寸胴にしてしまうのか。
　よく紹介されているストレッチは、背すじを伸ばして胸を張る姿勢に矯正していて、重力に逆らうため力が入り、肩もいかり肩になります。肋骨の一つ一つも拡がり、胸まわりは前後左右に拡がります。

Y　どうですか、想像しても太くなっているでしょう？

H　わぁ……　あまりのショックで思考回路が停止しています。

Y　じゃあ、姿勢革命的くびれメソッドを教えるので、思考回路を復活してください。
まず、ウエストが細くなったかどうかを、ウエストを測らずに目安になる指標があります。

それが肋骨下角(ろっこつかかく)です。

H　肋骨下角？

Y　肋骨下角とは、簡単に言うとみぞおちの位置の肋骨の角度です。理想は63度で、それより広くなると胸腔(きょうくう)が拡がった状態を示し、つまりくびれがなくなります。
左のイラストを見てください。

H　肋骨下角とは、この角度のことなんですね。イラストを見てもこの肋骨下角120度の持ち主にくびれがないのは想像できますね。

Y　肋骨の角度が大きいとすべての肋骨が上に上がって、胸部分が全体的に拡がっていることがわかりますよね。ウエストがくびれている状態とは、解剖学的に下部の肋骨の角度が狭いということになります。

H　ということは、この120度の肋骨をもつ人は、くびれることができないってことですか？

Y　いえ、実は肋骨はとても動く骨なんです。ウエストを細く見せるために、手術で肋骨の下部分を切除する人もいますが、そこまで健康を脅かさなくても細くする方法があります。

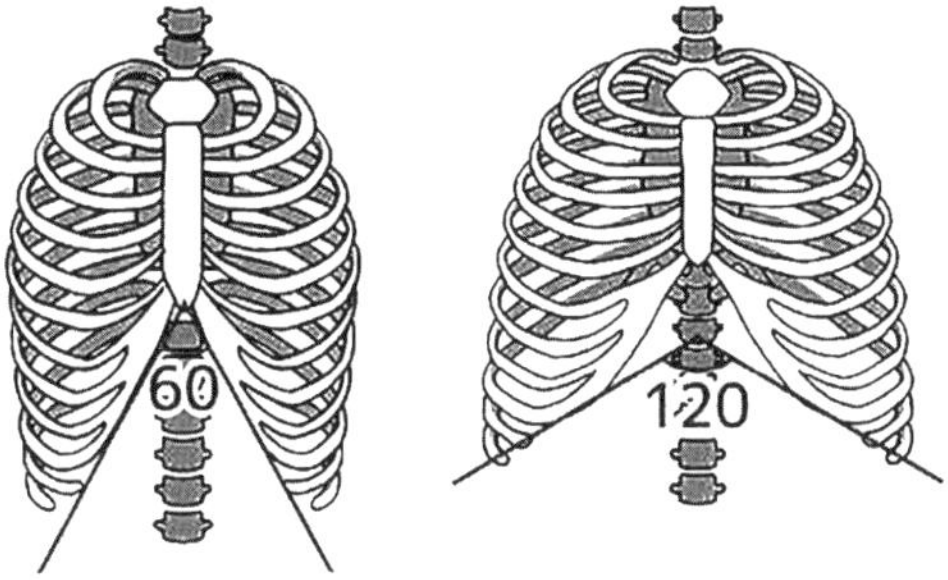

「減腔（げんくう）」という手技により、胸部の肋骨を左右前後に狭めると、拡がった肋骨下角は、数十度狭めることができ、ウエスト自体も一瞬で数センチ細くなります。

Y　なんですか?!　減腔……？

H　そう呼んでいる手技が４ＤＳにあります。後ほど紹介していきますが、自分自身ではどのように肋骨を狭めるとよいのかわからないと思うので、４ＤＳヨガや減腔ができる整体の先生の施術を受けることをお勧めします。

Y　ぜひその、減腔！　教えてください！
　それから質問ですが、見た目細い女性でも〝くびれ〟がない人は多いですよね。それは、背すじを伸ばして胸を張ることで〝くびれ〟がなくなっているってことですか?!

H　そう！　残念でしょう？　まずは背すじを伸ばして胸を張るのをやめることです！　ぽっちゃりさんも、一見スタイルがいいスリムさんも「くびれ」をつくることで、もっと美しくなれることはまちがいありません。
　４ＤＳヨガや４ＤＳウォーキングで、胸部の肋骨がやわら

かくしなやかに動くようになってくびれたら、さらに何倍も美しくなるだろうなぁ♡

Y 4DSって何者なんですか？　なんでも手に入ってしまいそうです。

H 手に入るかもですね。本書の最後には全国に展開されている4DSを紹介しますので、実際に体験してみてくださいね。

Y よろしくお願いします！

逆ストレッチのススメ

毎日背すじを伸ばす姿勢でウエストを拡げ、くびれエクササイズというストレッチのおかげで、より太くしてしまったウエストには、逆ストレッチをおすすめします。長時間筋肉に負荷がかかったり、急に筋肉が伸ばされると「ストレッチ反射」が起こります。これがこりや筋肉の痛みの原因になります。

ストレッチ反射とは、筋肉が急に引き伸ばされたとき、そうさせまいとして収縮することで、一種の体の防衛反応です。

一般的にこりや痛みをとるときにはストレッチをします。縮んでいるものを伸ばす作用で、筋肉の拘縮をとる方法です。しかし、激痛や急性の症状などでは効率よく改善しないことが多いのです。伸ばすストレッチでなく、逆に縮めるほうが効率よく改善させることが多いです。

「ストレッチは体にいい」と信じるのではなく、自分の身体を知って付き合う方法を探せるといいですよね。

お腹ペッタンコ効果

Y　堀先生。巻き肩・ねこ背を頑張っていると……　今度はこのお腹、ポッコリした気がします?!

H　いいですね。美くびれの次のステップですよ。

Y　美くびれ？　ポッコリしちゃったら逆でしょう？

H　背すじ伸ばして、お腹伸ばしてきたから、そこのスペースが余るのは当たり前でしょう。ポッコリお腹の改善には、やっぱり骨格から変えていったほうが早いです。

Y　骨格ですか？

H　胸を張る姿勢は、自らお腹を前に突き出しています。肋骨が後ろに傾き、胸より下あたりが前に突き出した形ですよね。

この胸を張る姿勢を長年続けてきたことで、下部の肋骨がスプーン状に変形している人も多くいます。

Y え？　これはこんな肋骨の形じゃないの?!　変形しちゃっているんですか?!

H だいじょうぶ。まだ間に合います。

意識することは下部の肋骨の角度が、床面に対して垂直に位置することです。ポッコリお腹の人は意識してないとすぐに肋骨下部が前に出ようとします。

たとえば、妊娠8カ月の妊婦さんを想像してみてください。彼女たちは胸を張っていないですが、胸部の肋骨を後ろに傾けて、みぞおちあたりを前に出す姿勢になっています。お腹が大きいからそうなってしまう姿勢を、お腹を大きくするためにやっている感じです。

Y 間に合いますか？　ポッコリ出て、引っ込む気ないみたいですけど……。

H それは、肋骨下角を狭くするための筋肉がまだ育ってないだけです。しっかり巻き肩を意識することで、ウエストのくびれをつくると同時に、前に出ようとする下部の肋骨を内側（お腹側）に入れようとする筋肉が働きだします。わかるかな？

Y 肋骨の位置を意識して、筋肉痛になりそうなこの感じは、そういうことですか？

H うんうん。本当は背中を丸くする意識をもった方がいいのです。背中を丸くすることは、長年胸を張って背すじを伸ばしてきた人には難しいのです。

とりあえず、普段から重力でお腹をつぶす意識を持つこと。肋骨を骨盤の上に鉛直に、つみきを重ねるように置く感じですね。

Y 鉛直に……　つみきのように……

H そしてお腹を、重力に従ってぎゅ～っとつぶす意識を持ちます。

Y ぎゅ～っと……。　あ、なんだか呼吸がラクな気がします。

H いつもお腹をつぶす意識を持つとよいですけど、ずっとは疲れます。一般的に伸びをしたり肩を回したりしたいときに、逆に縮む体操をおすすめします。

Y そうか。ストレッチで伸ばしたら、またポッコリしちゃうから！

H そうです。背中を丸く、お腹をギューッと縮めるときにドローイン（腹筋を使ってお腹を凹ます）すると、骨格からも筋肉からも同時にウエストシェイプのアプローチができます。

Y ドローイン。こんなにぎゅうぎゅう押しつぶして大丈夫でしょうか。

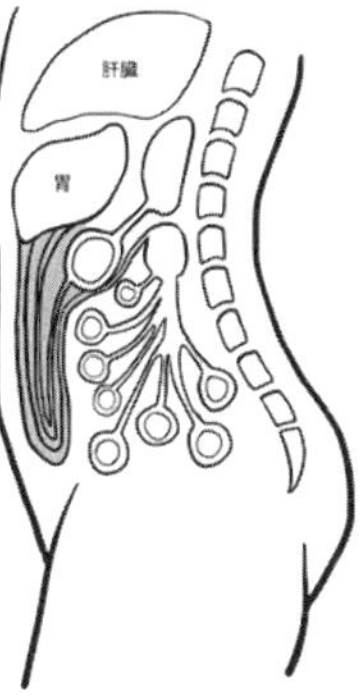

H お腹を自分の圧力で上から下に向かってつぶすのは、けっして内臓に悪いことではなく、内臓機能はかえって良くなるのです。それによって、体の中でも一番脂肪がつきやすく、むくみが出る内臓の※大網（たいもう）が、絞り出されるようにスッキリしますよ。

Y ほんとですか～！楽しみになってきました！

※大網（たいもう）＝胃の下側から下方へエプロンのように腸の前に、4枚の層になって、垂れ下がった腹膜のこと（前ページのイラスト参照）。

基本姿勢の意識の仕方

・大きい巻き肩をつくる
・肋骨の下部分を垂直に
・脱力して、背中を丸めて肋骨を骨盤の上に載せる
を意識してみてください。エクササイズ法は第10章で詳しく伝えていきます。

日常的にガードルなどを履いてお腹周りを締め付けている方は、まずは家の中ではガードルを履かないでいる時間をつくりませんか？ 意識して背すじを伸ばさず、胸を張ることをやめる時間をつくる。肩や背中の力を抜いて、なるべく胴が短くなるように、意識してみてください。

姿勢の意識で小顔に！

Y 外人さんって、小顔ですよね。日本人でも小顔の人は増えてきましたけど、やっぱりこれは頭蓋骨の大きさだから仕方ないですよね？

H 女性が外国人の容姿をみて、小顔をうらやむ声をよく聞きますけど、その人たちの姿勢を見ると、やっぱり小顔のヒントがありますよ。

Y やっぱり！　これも姿勢からなんですね！

H そう。小顔をつくるのも大きくなるのも、姿勢が影響しています。

小顔の外国人たちからのヒントとして、実は共通点があります。

①座高が低い　②背中が丸い　③胸腔（きょうくう）・腹腔（ふくくう）がつぶれている　④巻き肩

という共通点です。

Y 堀先生の言っている4DS理論に出てくるワードですね！

H そうです。

まず、①の座高が低いのは胴体が短く足が長いのではなく、座ったときの背中が丸いから座高が低いのです。

次に、②背中はすごく丸いが、首の骨に前カーブがあり頭が体の上にちょこんと載っている感じである。それだけ背中が丸ければ、③胸腔（きょうくう）・腹腔（ふくくう）はしっかりつぶれて、しっかり④巻き肩になっています。

Y この四つは、そろわないとだめですか？　一つくらいなら有りそうですけど……。

H 残念ながら、一つだけでは小顔条件にならないですね。

たとえば背すじを伸ばして胸を張っている姿勢でも、頭が体の真上に載っていることがあります。でも、そのときの首の骨に前カーブはなく、ストレートネックで小顔効果はありません。それどころか肩こりにもなります。

Y あら～それだとますます残念です。

H あと、小顔の人に共通することは、首の筋肉に負担をかける姿勢をしていません。

Y 首の筋肉に負担をかける姿勢？

H 本を読んだり携帯を見るとき、頭を前に出す際に、首だけ前に曲げるのではなく背骨全体で前に曲げます。股関節を支点に倒れる感じに前に出します。

これだと首や肩の筋肉に負担がかからないのでこりがなく、リンパの流れがいいので、顔のむくみがありません。右下のイラストを参考に姿勢をつくってみてください。

Y なるほど、たしかに首はラクですね。

H 背すじを伸ばしている人は、首だけを前に曲げようとします。

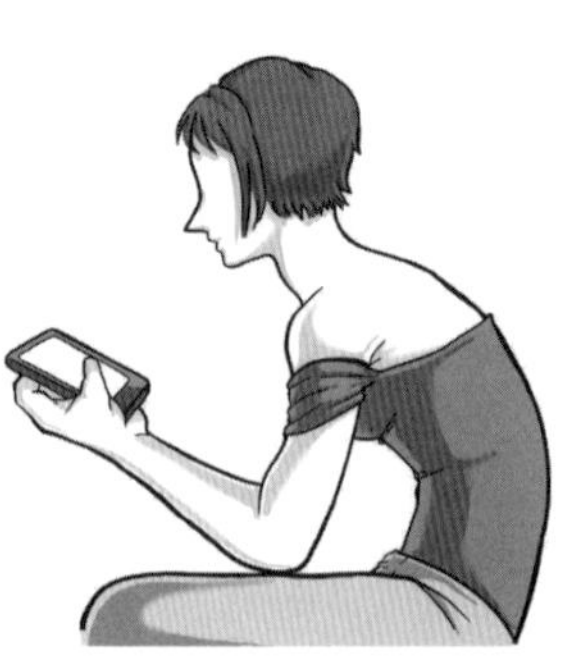

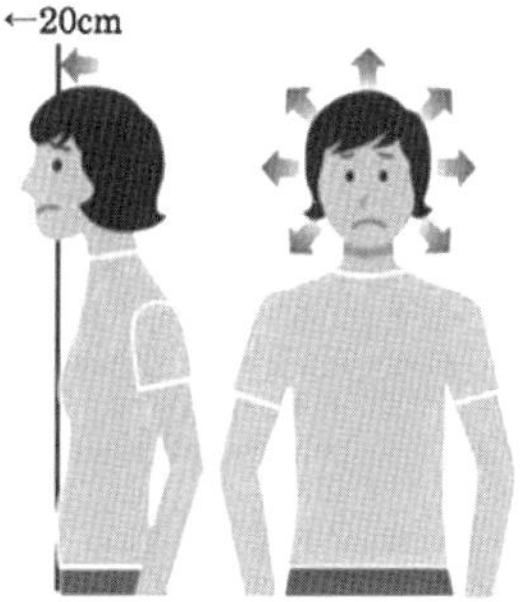

前傾姿勢→顔が大きく見える

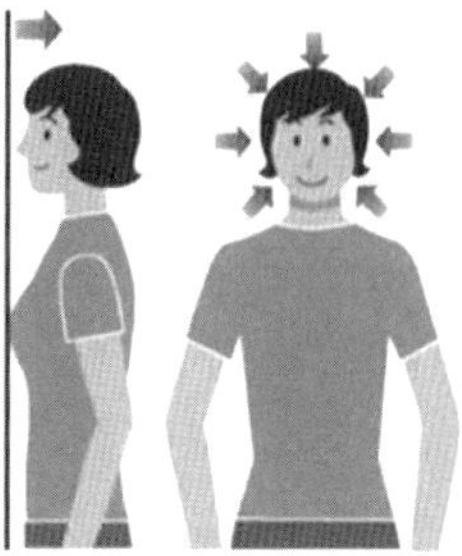

後傾姿勢→顔が小さく見える

今、ためしに私が問題のスマホネックをまねして、意識して背すじを伸ばして頭を前に曲げると、すごく首の後ろに負担がかかり痛みを感じます。

Y そうですね、長くは続けられない姿勢ですね。

H 本を読んだりスマホを見るときも、顔を前に突き出すのではなく、首の骨の前カーブを保ちながら、背骨はしっかり丸くし、股関節から体を折るようにして体を前に倒すことができれば、顔を前に突き出す必要はありません。

Y 難しそうですけど、慣れるとこれはラクですね。

H 最後に遠近法です。これは見え方の問題ですが、顔が前に出ている人は顔が大きくなくても遠近法的に顔が大きく見えます。

特に写真を撮るとき、前で映る人の顔の方が後ろにいる人の顔より大きく写るでしょう。常に顔の位置は体の真上において、遠近法的にも顔は後ろになるようにしましょう。（上のイラスト参照）

Y なるほど、こんな感じですよね。写真撮るとき「あごを引いて」って言われますよね。

H あ、それダメです。

Y え？　だって体の真上に頭をおいて、できるだけ後方っていうと……？

H 顔を小さく魅せるためにあごを引くように言われますけど、これはまちがいです。あごを引くと顔は前に出ることになるし二重あごになるのでやめましょう。

このときは首の後方トランズです。４ＤＳヨガで教えてもらえますよ。

Y じゃあ、顔を小さくする秘訣をまとめてみると……

背中を丸くする！　首の骨の前カーブを意識する！　顔を前に出さない！　ですね！

（42ページのカンペル平面参照）

顔面の骨増殖?!

顔の大きさには流体力学（りゅうたいりきがく）も深く関係します。流体力学とは、流体の静止状態や運動状態での性質、また流体中での物体の運動を研究する、力学の一分野のことですが、ここからもこの姿勢で顔が大きくなることを説明できます。

顔が上半身より前にある人は、顔面の骨の発達が良くなります。人間の骨は、圧がかかると増殖する性質を持っています。その性質をピエゾエレクトリックシティーと言い、圧力をかけると電気が発生する現象のことを言います。スマホネックなどで、首を曲げて顔を前に突き出す姿勢は、顔の骨の発達を促し顔面が大きくなります。

そして、顔が前に出ている姿勢では、顔の皮膚が伸ばされます。顔の皮膚が伸ばされると、横に引っ張られて顔は大きく見えます。また皮膚の下に脂肪やリンパ液が溜まりやすくなり、やっぱりこれも顔が大きく見える要因となります。

大根脚を美脚に誘導

H アメリカ人の上半身は大きくても下半身は細い人が多く、美脚の人が多いです。
Y それはアメリカは車社会で、あまり歩かないからって言われていますね。
H でも、歩く距離が関係あるのであれば、競歩の選手やマラソンの選手は脚が太いはずですよね。でも彼らの脚は引き締まっていて細いです。
Y そうなりますよね。
H となると、歩くという運動が脚の太い細いに関係はないでしょう。
Y ふむ。関係ないですよね。

H そしてここで言いたいのは、日本人には大根脚が多いということ！

Y また言っちゃいましたね。日本女子を敵にまわしていますよ、堀先生。
でも、このフリからいくと、やっぱり姿勢からの大根脚だと?!

H そう！ 実は脚の太さは姿勢が深く関係します。アメリカ人は背すじを伸ばして胸を張る習慣がないので、前傾姿勢の人があまりいません。
でも日本人は胸を張り背すじを伸ばすことを習慣にするから、前傾姿勢の人が多いのです。それが！ 大根脚の最大の原因！ 前傾姿勢なのです！

Y え？ なんでそうなるんですか？

H ここで左ページのイラストで「前傾姿勢」と「地面から鉛直な姿勢」を見比べてみて。

H 前傾姿勢になると、まず体を支えるために筋肉を過剰に使います。立っているだけでスクワットをしているような状態です。そして骨盤が前に出ています。

Y あらためて見くらべると、確かに前傾姿勢ってキツそうです。

H 姿勢が地面からまっすぐの鉛直な状態だと、筋肉をあまり使わずに骨で立つことができるので、過剰な筋肉はつきません。

Y でも、それが筋トレになって「スリム効果」なんて無いんですか？

H 残念ながら筋肉とは、つねに緊張させ続けると筋トレにはなりません。
また、骨盤が後傾だと、脚の前面の筋肉が伸ばされて過剰にパンパンになるから、前太ももの大きな脚になってしまいます。

あと、骨盤が前傾だと、脚の後ろの筋肉が伸ばされて、過剰に硬くなって後ろ太ももの大きい脚と、後ろにお尻を突き出したボディラインになりバランスも悪く腰痛になります。

Y　まったく残念続きなことはよくわかりました。そしてなんかヤな予感です。電車通勤のとき、吊り革につかまってつま先立ちしているのって……。

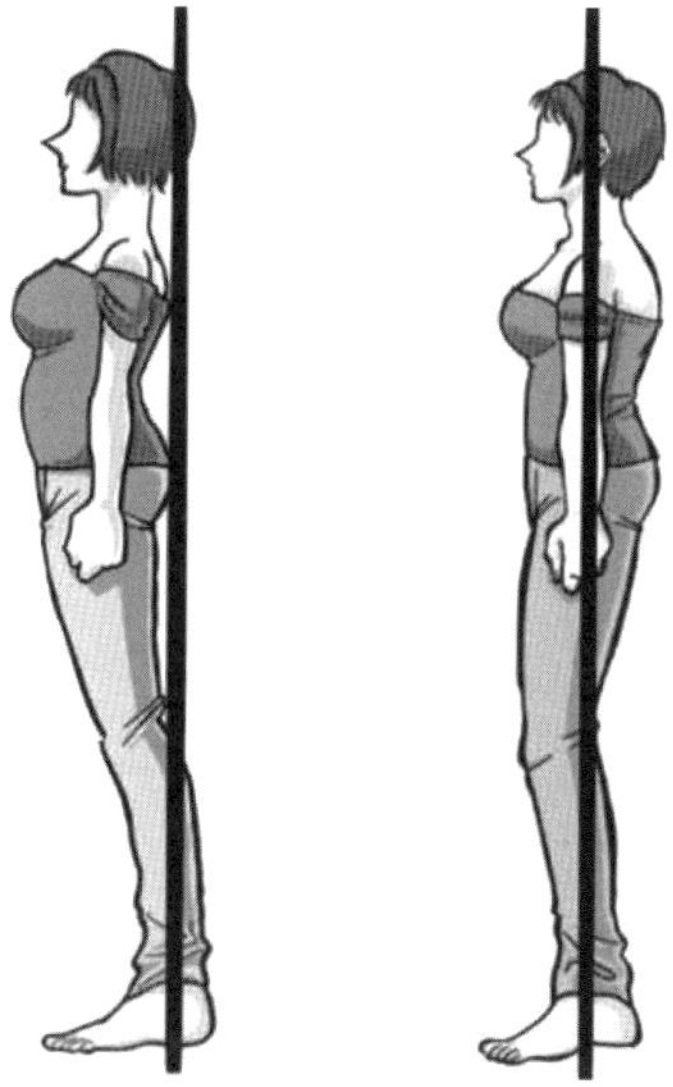

前傾姿勢　　鉛直姿勢

H　最悪です。

Y　やっぱり！

H　前傾姿勢からの悪影響はそのほかにもあります。体が自然と骨盤を重心線に近づけるために、O脚になったりX脚になったり、ひざが過伸展になったり。皮肉なことに、努力して重力に逆らって、脚のいろんな部位を過剰に発達させて、でっかい脚をつくっているんです。

Y　そういうことは早く教えてもらわないと困ります！

H　そうですよね。誰も教えてくれない。

まぁ誰も気付いてなかったわけだけど。

そうそれから、くびれのない足首も前傾姿勢によってもたらされます。

Y 足首もですか？　筋肉が発達するからですか?!

H いいえ、今度は骨です。ひざから下は脛骨（けいこつ）と腓骨（ひこつ）の2本の骨で構成されています。身体が前傾すると、足首の関節で脛骨と腓骨の間が拡がってしまいます。すなわち足首が太くなります。

Y こわい、こわい、こわい。

H だから大根脚は「背すじを伸ばして胸を張る姿勢」からの前傾姿勢によってつくられます。

Y 何度も言われなくてもよくわかりました！

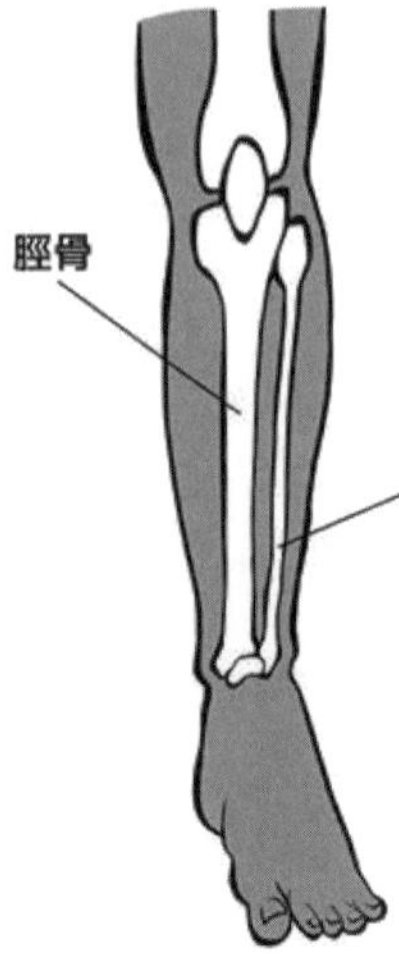

H しつこくまだ悪影響を教えてあげます♪

外反母趾、内反小指、足裏の縦アーチ横アーチの崩れ、足の裏のタコやマメも、ほとんど前傾姿勢が原因です。

Y いったいなぜ今まで当たり前に前傾姿勢でいたのか……、謎です（泣）

姿勢は筋肉ではなく、骨と重力で

患者さんでスポーツを頑張る若い女性がいました。XO脚のために筋肉が脚の横面について太く見える状態になっただけではなく、故障もしてしまっての来院でした。

そんなことにならないためには、普段の姿勢や歩行では、むだな筋力は使わないことが絶対条件です。

地球の重力に逆らわず骨で立つことで、細くしなやかな脚を手に入れることができます。普段の姿勢維持や歩行という日常生活の動きは、筋肉ではなく、重力と骨を上手に使いましょう。

最新！フレーム減でダイエット効果！

Y　堀先生の本とかブログでは、「姿勢革命でダイエット効果あり！」って、よく書かれてありますけど、姿勢を変えたくらいでダイエット効果が期待できるんですか？

H　もちろん期待できます。日本人の姿勢は太りやすくなる姿勢なので。

Y 姿勢で太りやすいとかあるんですか?!

H 妊婦さんやお相撲さんをイメージしてください。胸を張った姿勢はお腹を前に突き出します。腹腔は胸を張ることで、前の方向に出やすくなります。

Y フククウが前に出る?

H 腹腔とは内臓があるお腹部分の空間のことです。これが背すじを伸ばすことで一見ウエストは細くなったように見えますが、縦方向に腹腔は拡がっています。

その際に、お腹の皮膚は伸ばされていることになり、重力に逆らわないダラーッとした姿勢になると、余計なシワと脂肪がお腹周りに寄って、パグ犬の顔みたいになります。

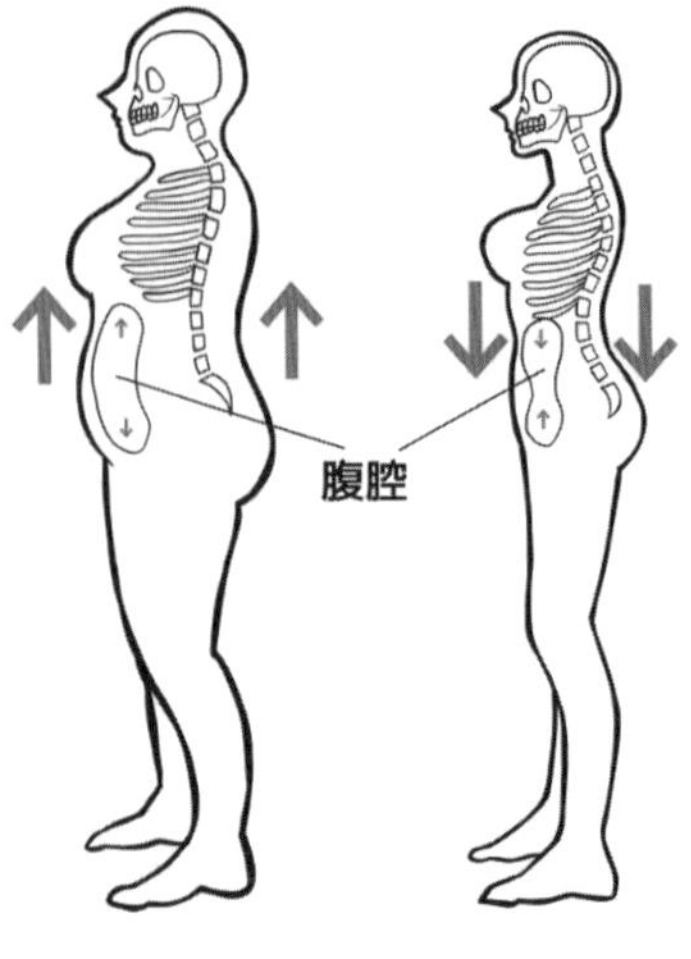

胸郭が下がると
腹腔が狭まる

胸郭が上がると
腹腔が拡がる

Y やだっ! パグ犬は可愛いですけど、私のお腹にはいらない!

H Yちゃん太っているわけじゃないけど、ダラーっと脱力してみてください。このパグ犬できちゃうでしょう? つまり腔を拡げると太りやすくなるのです。

Y パグ犬いますね……。太っている、痩せている関係なく、皮膚が引き延ばされているってことですね。

H　そう。ぜひ腔を拡げない姿勢がおすすめ！

　逆に重力に逆らわずにわらずにダラーッと腹腔をつぶしている人は、余分な皮や脂肪もなく基本スリムです。そういう人は背すじを伸ばしたとき、普段から背すじを伸ばしている人より、ウエストは断然細くなります。

Y　腹腔、お腹をギュウッとつぶす……。慣れないとやっぱり内臓が苦しそうですね。

H　前章でも書きましたが、内臓はしっかりつぶしてあげた方が喜びますよ。

　背すじを伸ばした人は、縦方向に腹腔が拡がってスペースがあるので、胃下垂や横行結腸の下垂にもなりやすいです。だから、逆に脱力して腹腔をつぶしている人は、胃も横行結腸も下に下がる余地がないので、下垂になることはありません。

Y　なるほど、その説明を聞くと、内臓が喜んでいる気がします！

H　相撲取りを目指す人以外は胸腔も腹腔もつぶす意識を持った方がいいですね。

Y　私、一応女子ですし、相撲取りを目指すとかありませんから。

H　そうでしたね。まずは肩を下げてください。つまり巻き肩です。肩を上げてしまうと、腔が拡がります。

Y　え？　そこなんですか？

H　肩が上がると、必然的に胸腔・腹腔が拡がるのです。胸腔が拡がると肋骨下角が拡がって、くびれがなくなりウエストが寸胴になります。また重力に逆らっているため、肩こりの原因にもなります。

Y 頑張って毎月痩身エステ行っていますけど?! それってもしかして?!

H 背すじ伸ばしていたら、エステしてもむだです。

新しいダイエット法の理屈

胸腔・腹腔を拡げるとウエストのくびれがなくなり、太りやすくなります。

胸腔は肋骨で囲まれています。肋骨は呼吸をするとき拡がったり、狭まったりと、大きい可動性があるのです。

背すじを伸ばして胸を張ると胸腔が拡がります。すなわち胸腔が横方向にも縦方向にも大きくなるわけです。胸板が厚くなります。

逆に巻き肩にし、背中を丸くして重力に逆らわずに脱力する姿勢だと胸腔が狭まります。胸板は縦にも横にも細くなります。肩幅が狭くなり華奢な胸郭（胸板）になります。

また下部の肋骨の角度を肋骨下角と呼びます。背すじを伸ばすと、肋骨下角の角度が大きくなりウエストのくびれがなくなります。
逆に胸腔を狭めると、肋骨下角の角度は小さくなり、ウエストがくびれます。
※腹腔・胸腔の部位については26ページ、肋骨下角は65ページのイラストを参照ください。

美乳づくりの勘違い！

H　美乳はみなさんもご存知のように、寄せて上げてつくられますよね。
Y　今やあたりまえにブラの機能として、寄せて上げられていますね。やはり、美乳は女子の永遠のテーマです！
H　でも実際は、日本人の女性は、全く逆のことを姿勢で意識しています。
Y　え？　また謎の多い展開に……？
H　寄せて上げれば、乳房は大きく見えるのがわかっているのに、胸を拡げて突き出しているのです。それはまさしく胸を張る姿勢で、胸を張れば乳房は拡がります。わかりますよね？
Y　……。たしかにそうですけど……？　そうじゃない?!　え〜また混乱してきました！
H　補正下着のスーツやブラを着用するときには、背中からもお腹からも贅肉を引き上げますよね。そうやって、下着をつけるときには、一生懸命右左から寄せていても普段行動するときには、胸を張り一生懸命右左に拡げようとするのでは、寄せて上げても無意味です。

Y ガーン……　なんてことをしているのでしょう。

H また、バストを上げるのに重要なのは頭の位置です。

頭をうなだれていれば、乳房は下がります。また、顔が前方に位置すれば、乳首は下を向いてしまいます。どうも日本人女性は胸を張ることでバストアップと美乳ができると勘違いしています。

Y え?!　勘違いなんですか?!

H 胸を張るとたいていは貧乳になります。たしかに胸を張る方法でも、やり方によってはバストは上がりますが、左右の乳房が離れてしまいます。

Y それは重大な問題です！

H また、背骨は胸椎（きょうつい）の7番辺りがカーブの頂点になるべきですが、この場合、胸椎の1番辺りがカーブの頂点となります。構造的に慢性の肩こりになりやすい姿勢です。

Y 胸椎？　の何番が???　もう少し簡単にお願いします。

H 簡単に言うと、正しい丸い背中になると、豊満な美乳が出来上がります。

イタリア人女性で、服の上から見ても貧乳だと思える人を見たことがありません。だいたい痩せてスリムな人でも豊満な胸を持っています。

Y え？　そうなんですか？　ぜひイタリアで姿勢を学びたい！

H その学びは大きいと思いますよ。貧乳のイタリア人女性を見たときには、この人はなにかの病気でも患っているのかも知れないと思ってしまいます。

Y そんなことはないでしょう。おおげさですよ。

H おおげさじゃないんですよ。イタリア人女性と比べると、病気に思えてしまうような貧乳の女性は、日本女性では頻繁に見かけます。

Y 先生。また、敵をつくりましたよ！　国の違い、人種の違いでもあるんじゃないですか？

H そこです。これはただ単に民族的な違いだけではなく、姿勢の習慣が大きな影響を及ぼしています。実にもったいない。

Y むむむ！　実にもったいないです！

H イタリア人は理想的な丸い背中であり、決して胸を張りません。両肩は内に入り胸を自然に寄せています。顔は前方に位置せず、どちらかというと重心線の真上かそれよりも後方にあります。

頭部が前方にあると乳首の位置は下がりますが、頭部を後方に位置することで、頭部と筋膜でつながった大胸筋と乳房を引き上げています。

Y なんと……、丸い背中と巻き肩を……、なんとしても手に入れなければ!!

H Yちゃん、いつになく気合が入ってるね。

美乳を応援する4DSヨガ

4DSヨガには、美乳を応援するポーズがあります。

現代の女性に多い「乳がん」についての相談を受けることがよくあります。そこで、4DS内臓ヨガのポーズの中に「乳がん予防のポーズ」として入れ込みました。

しっかりケアしていくことで、乳がんの早期発見も手伝うでしょうし、乳房のまわりのリンパや血行を促すことで発達を促します。

Yちゃん世代のバストは今からまだ発達するのか？　それは試してみてからのお楽しみです。全国のヨガトレーナーからの情報では、60代女性も効果があったという声を聴いておりますので、試してみられてはいかがでしょうか？

むくみを解消したい！

H お腹のむくみは、どこにできやすいか知っていますか？

Y むくみですか？　お腹は……、脂肪じゃなくて？

H そうですね。お腹の膨らみといえば脂肪と思いますよね。

Y 違うんですか？

H 脂肪ということでまちがいではありませんが、ただこの膨らみの原因は脂肪だけでなく、むくみも大きく関係しています。

Y 内臓がむくみ？

H 内臓脂肪とかいう言葉をよく聞きますが、正確には大網（たいもう）です。（70ページ・88ページ参照）
ここに脂肪が付き、むくみます。

Y 内臓脂肪って言葉はよく聞きますよね。だいたいは付かなくていい場所に付いている、悪い脂肪の代表格?!

H たしかにいいイメージではないですよね。
　アメリカでは4年間ずっと人体解剖をしていましたが、皮膚を切って筋肉を切ると、小腸が見えると思ったら、最初に大網（たいもう）があります。一番オエッと来たところです。内臓脂肪の付いた大網は、黄色い海ブドウのような房がいっぱいあって気持ち悪い！

Y やだー！　想像しちゃったじゃないですか！　気持ち悪い……。

H 大網は内臓前面にエプロンのようにかかっている臓器で、だいたいお腹を触って痛いと思うところ、それは内臓ではなく大網（たいもう）です。

Y 内臓の名前はある程度知っているつもりですが、聞いたことないです。

H あとでもう少し詳しく説明したいと思いますが、この脂肪とむくみ、なんとかしたいじゃないですか。

Y なんとかできるんですか？　美容整形手術の脂肪吸引とか?!

H 手術なんてしなくても、なんとかしましょう。命の危険をおかさずに。
　4DSの手技である「減腔（げんくう）」もかなり有効ですが、大網（たいもう）や腸間膜に過剰にたまった間質液の循環を促す自分でできる方法があります。

Y 聞きたい、聞きたい！

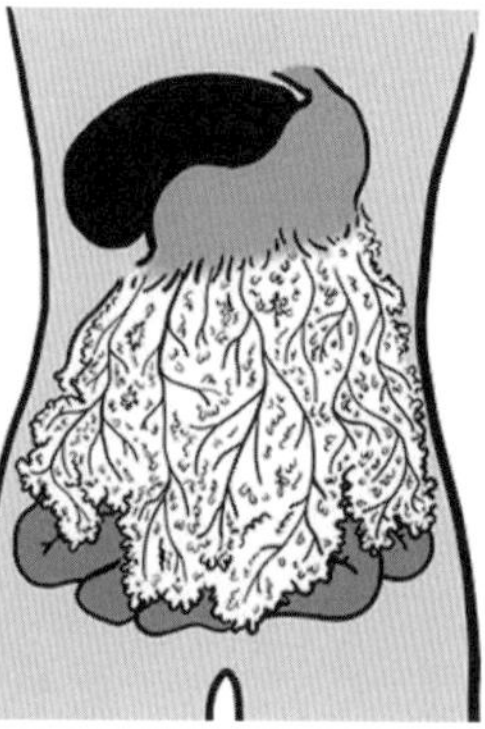

内臓前面にエプロンのように
かかっている臓器「大網」

H しっかり背中を丸めて、巻き肩の姿勢をつくり、内臓をギュギュっとつぶすことです。

Y そこにも姿勢がくるわけですね。

H 腹腔（ふくくう）をつぶすことで、余分なスペースがなくなり、内臓脂肪やむくみの原因を取り除きます。

Y エステで「腸マッサージ」ってメニューありますけど、ぜひ自分でやったほうがいいですね！　減腔（げんくう）の姿勢で！

お腹はむくむ！

お腹も脂肪で大きくなりますが、むくみも原因としてあります。

むくみやすいのは、1番目に大網です。英語では greater omentum と言います。2番目に腸間膜（ちょうかんまく）です。英語では mesentery と言います。

ここにも余分な内臓脂肪や間質液が溜まりやすく、お腹のむくみの原因になります。

3番目に腹膜垂（ふくまくすい）です。英語では appendices epiploicae と言います。これも黄色い海ブドウのような感じで気持ち悪いです。ここが過剰にむくむと炎症が起こり腹膜垂炎になったりします。

むくみもですが、内臓脂肪もこれらの場所にたまりやすいのです。ただただ皮下脂肪を憎んでも、ダイエットの敵はそれだけではないことを知っておいてください。

健康な美尻のつくり方

H

日本人女子！　美尻のつくり方、まちがっていますよ！

日本の美尻コンテスト

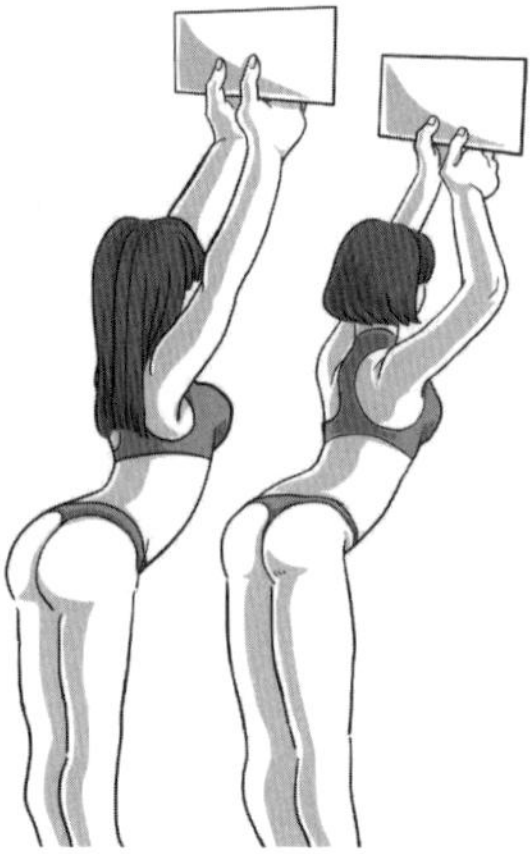

Y 先生？　突然に画面見ながら、何を言い出すんですか?!

H これ！　メチャ不健康！

Y なんの動画ですか？　美尻コンテスト?!　憧れますよ！　このヒップライン！

H いやいやいや……、こんなにお腹を突き出して、お尻を大きく見せようとしたり、ひざを過伸展にしてお尻を大きく見せようとしたり……。

Y お尻じゃなくて、姿勢のチェックですか？

H この人なんて、こんなに背骨の後ろカーブを犠牲にして、お尻を大きく見せようとしている。

Y これって、犠牲なんですか？

H このコンテストは、大切なものを犠牲にして、お尻を大きく見せようとしています！

Y 大切なもの？　お金?!　このボディ、めちゃお金かかってそう！

H いえ、それも大事かもですけど、私が言いたいのは「健康」！

Y なるほど、さっきからチェックしていた姿勢ですね。

H お尻を強調させるために、お腹を突き出すから、背骨の後ろカーブもみごとに真っ直ぐ！　お尻をめいっぱい突き出すためなのかな、みんなひざまで伸ばし切っている！

Y あー。こんなにも健康を害していたら、このきれいな美尻の代償は大きいですね。

H あ、これ美尻とは言えないよ。

Y え～？　きれいなラインですよ～?!

H Yちゃんは、本当にきれいな、健康な美尻を知らないな？

Y なんですかそれは～。

H 本当の美尻をつくる方法は！　美尻を意識しながら巻き肩も意識する！

Y おお～♡　これは海外の美尻コンテストの美女たちですね？　女性から見てもうっとり……。

H 日本の女性のお尻は姿勢の問題から血行不良のため、ボリュームが足りず、平らになりやすいのです。

だから海外の、姿勢から理想的な女性のほうが、コカ・コーラのボトルのようなきれいなS字のラインが背中に描かれます。

Y なるほど。背中のラインからつながるセクシーヒップラインなんですね♡

H この姿勢でつくられる美尻は、美乳にもつながります。

Y えええ？　おいしいオマケがついてきます！

海外の美尻コンテスト

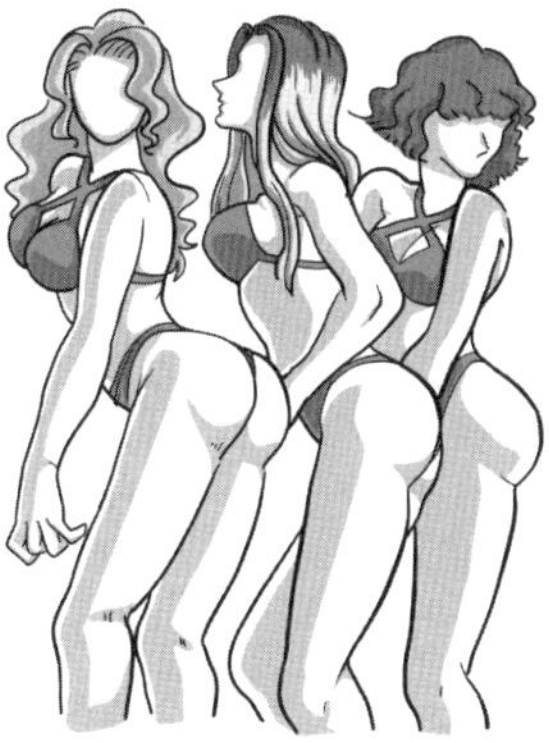

H イラストからもわかるように、ひざを曲げていても、背中にも丸みがあり美尻です。

Y おおお……。姿勢で健康に美尻。ボディメイク大好き女子的にもテンション上がる〜。

日本人の美尻のつくり方は要注意

日本人は、姿勢の概念がまちがっているから、美尻を強調するためにひざを過伸展にし、背中のカーブを失いストレートスパイン、不健康な美尻です！

・お腹を突き出す　↓　内臓の不調、反り腰、腰痛、股関節痛の原因に。
・胸椎の後ろカーブ喪失　↓　ストレートスパイン、肩こり、頭痛。
・ひざの過伸展　↓　ひざの関節症、腰痛。

このコンテストで見られる姿勢からの診察でも、容易にこれらの症状が推察できます。ぜひ美尻をめざしていただきたいのですが、つくり方には要注意です！

第3章

日本人にねこ背はいない!!

「ねこ背」の定義とは？

Y　そろそろ、聞いておきたいのですが……、「ねこ背」ってどういうものなんでしょう。今までの常識としては「ねこ背」がダメって言われてきて、でも堀先生は「ねこ背」になれとおっしゃいます。

いったい「ねこ背」ってなんなんだろうと。

H　正確に言うと、私は「丸い背中になれ」ということを「ねこ背になれ」とわかりやすく伝えています。

「ねこ背矯正」の看板を揚げられている整体院の先生は、正直言って勉強不足です。「先生、ねこ背の意味知っているの？」「ねこ背の人が日本のどこに存在するの？」と聞きたくなります。

Y　丸い背中？

H　ここで、本書にさんざん出てくるワード「ねこ背」の定義をはっきりさせましょう。ウィキペディアからの抜粋をあとで紹介しますが、そこにも書いてあるとおり、背骨は丸くないといけないのです。

Y　「ねこ背」に、ではなく「丸い背中」に……。では、どのくらいの丸さだとねこ背ですか？

H　背骨の弧の描くカーブは63度が理想です。最近まで、どこまでが生理的な角度か、数値で示されたことがなかったのですが、生体物理を応用したＣＢＰというアメリカの組織が生理的後ろカーブの範疇を示しました。

背骨の弧の描く角度が56度から69度までが生理的な範囲で、正常と言われています。背骨の描く角度が56度よりも小さくなると平背（ひらぜ）と言われ、ストレートスパインに近づきます。また、56度より小さいということは二等辺三角形の形状に近くなり構造的にも、圧縮力、すなわち重力に対して弱くなります。だから、背骨の描くカーブが69度以上になると円背（えんぱい）といわれる、本物のねこ背となります。

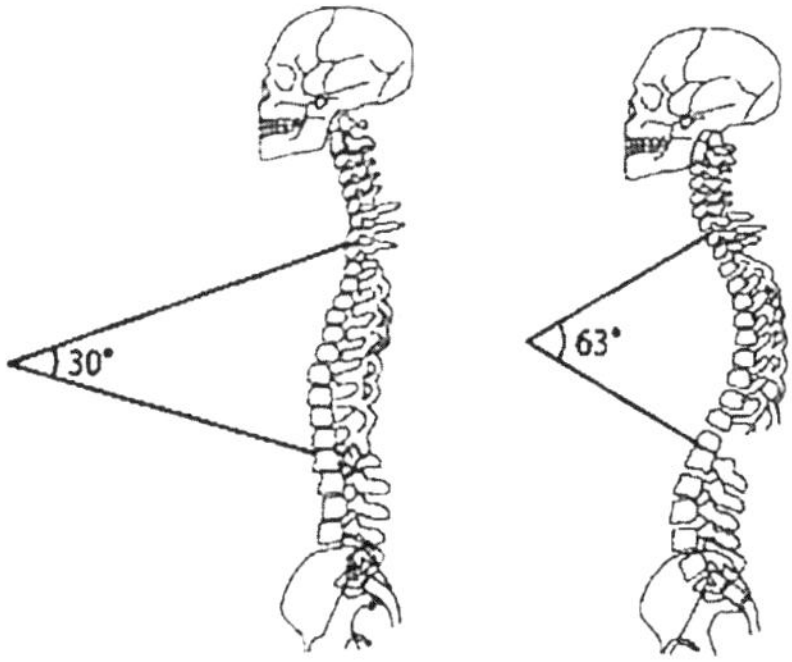

Y 69度ですって?!　そこまで曲がったら病気でしょう?!

H そうなんです。だから、数値で示すと日本人にはほとんどねこ背の人がいないことになってしまいます。私は20年以上施術していますが、本当のねこ背の人を見たことがありません。街中でもです。

Y たしかに、それが「ねこ背」の定義なら、まず見かけたことないですね。

ねこ背

ねこ背（ねこぜ、Kyphosis）は、座った猫の背中のように人間の背中が丸く内側へ反るようになる現象。

ねこ背の医学的表現

脊椎は本来、まっすぐな円柱状の形態をとってはおらず、生理的な弯曲を持っている。頸椎は前カーブ（脊椎は正確な円柱よりも前方にはみ出している、前方が弧で後方が弦のカーブ）、胸椎は後ろカーブ（脊椎は正確な円柱よりも後方にはみ出している、前方が弦で後方が弧のカーブ）、腰椎は再び前カーブし、仙骨は後ろカーブに相当するカーブを持っている（仙骨だけは成人では骨性に結合してひとつの骨になっているため、可動性がない）。

『ねこ背』はこのうち、胸椎の後ろカーブが生理的な範囲よりも大きく曲がったものであり、円背ともよばれる。

出典：フリー百科事典『ウィキペディア（Wikipedia）』

数字で見る理想的な背骨とは?

Y　ねこ背の定義でも、背骨の弧が描く角度は明確な数字が出ているんですね。
　じゃあ、理想的な角度ってあるんですか?

H　もちろんあります。ねこ背の定義であったように理想としては63度です。
　でも「理想的な背骨のカーブは何ですか?」と聞かれても、日本では医師や専門家でも答えることができないでしょうね。「首部分の背骨は前カーブで、背中部分の背骨は後ろカーブで、腰部分の背骨は前カーブでS字カーブを描いています」くらいしか答えられないでしょう。

Y　え?　医師や専門家でもそうなんですか?

H　たとえば、ねこ背矯正の看板を上げる治療院が日本では多くありますよね。

Y　たしかに、ホームページとかでもよく見かけます。

H　ほとんどの日本人は背中を丸い方向に矯正する必要があるのに、背すじを伸ばす方向に矯正しています。これは理想的な背骨のカーブをみんなが知らないからです。
　姿勢矯正の現状は指標がないので、背骨の矯正を逆方向にやってしまっていることが多いのが、日本の現状です。

Y　専門家が知らないって……　こわいことじゃないですか?!

H　ねこ背の定義にも書きましたが、近年やっと物理学的な背骨のカーブの許容範囲がわかりました。そうしたときに、実は物理学的には日本人の多くはストレートスパインに属します。びっくりすることに、数値で示すと日本人にはほとんどねこ背がいません！

Y　自分はねこ背だと思っている人は多いですから、姿勢に悩む人は多いけど、背骨の理想の角度を教えてあげたいですね。

H　そう、理想の角度は63度です。
　ここで、「安定の角度」といって思い出すのが正三角形です。三角形の内角の合計は180度、正三角形のそれぞれの角は60度です。一つの角度が60度であれば他の二つの角度も60度となりますよね。正三角形は二等辺三角形と比べると、安定しています。

Y　正三角形の内角「60度」は覚えやすいですよね。小学校の記憶でも覚えやすかった、不思議な神秘の法則。

H　そう、どこから圧を加えても、壊れにくく倒れにくいことが想像できるでしょう。
　いろんな構造物を見ても、60度が使われていることがわかります。橋のアーチや、ピラミッドやダイヤモンドの結晶なども、正三角形が基本形状をしています。

Y　ほんとですね、正三角形ってますます神秘！

H　そして私が提唱する理想的な脊椎（せきつい）（背骨）のカーブとは、具体的な数値で示すと、イラストのようになります。

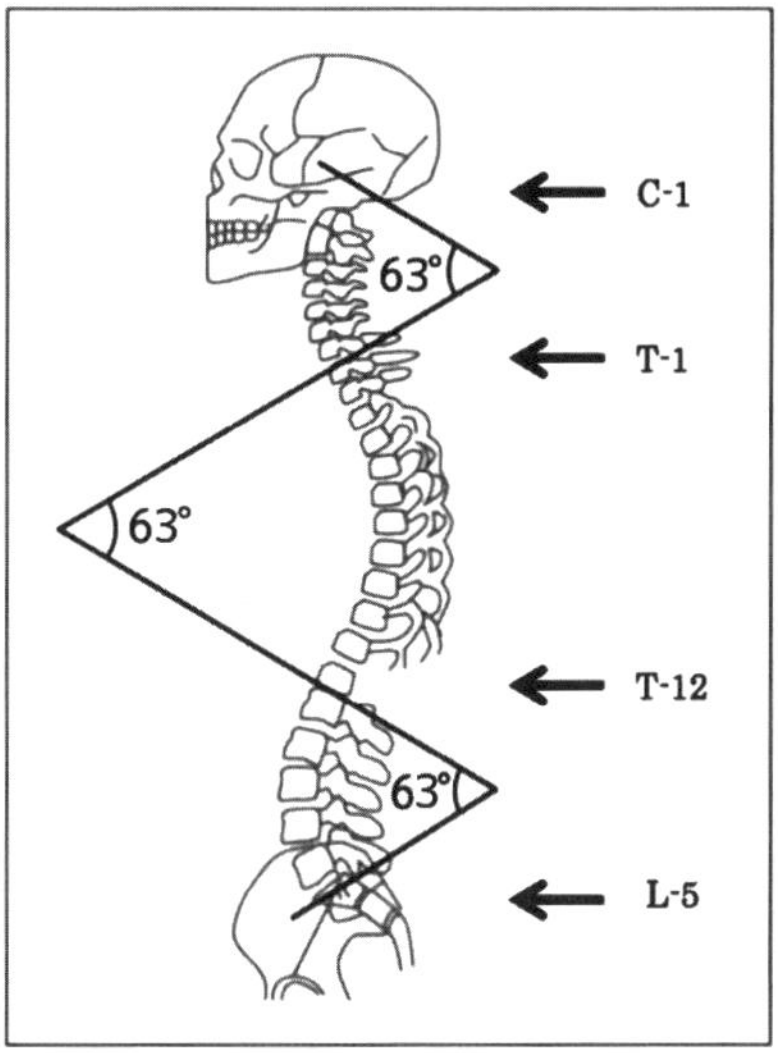

背骨の首の前カーブ角度は63度、胸部の後ろカーブも63度、腰は再び前カーブして63度の角度でＳ字カーブを描いている骨の形です。

Y すごい！　ここにも神秘の数字の法則！

H 気付いてほしいのは、面白いことに、首も胸も腰も、理想的な角度は63度だということです。この63度の背骨のカーブは、重力が常にかかる人体の構造には必要なのです。

Y それは気付きました！　さんざん背骨を見てきて、今とても美しく見えてきました♡

理想の背骨の弧の角度

本文内にある背骨のイラストを、詳しく紹介しますね。

背骨の弧の角度の測り方を、胸椎と言われる胸部分での背骨で説明すると、胸椎の弧の描く角度は、第1胸椎（T - 1）の椎体の底辺に沿って前方に直線を引き、第12胸椎の椎体の上辺に沿って前方に直線を描きます（T - 12）。
前方でその線と線が交わってできる角度を測ることで、胸椎の後ろカーブが過小か過剰か、または生理的範囲かを判断します。
首部分の背骨と、腰部分の背骨の弧の角度も同じように基準の場所を測ります。
こうした方法で、理想の背骨カーブの角度を知り、健康に役立てましょう。

日本人はストレートネック、ストレートスパインだらけ…

H 日本人のほとんどはストレートスパインで平背（ひらぜ）です。

Y 平背（ひらぜ）？

H まっすぐな背骨で、平らな背中をしていることを指します。

Y たしかに、ねこ背の定義を聞いてから、すれ違う人がみんなまっすぐな背中に見えます。

H そうなんです。でも、ちまたではねこ背矯正をやっている整骨院や整体院がたくさんあります。ねこ背の人なんていないのに、なぜねこ背矯正をするのでしょうね。

Y 自分をねこ背だと思って矯正したい人がいるからですかね？

H その前に、それがねこ背だと教えている人がいる！　医学的なねこ背の意味を知らないのです！

Y 体の専門家もわからないとか……、どうしてそんなことになるんですか？

H 文化です。文化が背骨の正しい形を見失わせる環境をつくっています。現代の日本人は、こどもの頃からまちがった姿勢教育を受け、常日頃から背すじを伸ばし、筋肉を使って体を支えることがあたり前になってしまっているために、胸腔（きょうくう）や腹腔（ふくくう）が拡がってしまっているのです。

Y たしかに背すじ伸ばして胸を張ることが、正しい姿勢だと信じて疑わないですね。

H そうなんです。背中を丸めると内臓を圧迫して内臓の働きを悪くするから良くないとか、血管も圧迫し、血液の流れも悪くなるから良くないと言われ、骨盤を立てる「立腰教育」の理論は今の日本に長く根付いています。

Y 理屈を知った今でも、背中を丸くすることに罪悪感を覚えます。

H そう、かなり根強い！　しかしこの理論は今では、とっくに時代遅れです！

しっかりねこ背にして内臓をつぶことで、内臓機能の動きを補助し、より少ないエネルギーで機能を維持できます。血管の縦方向の圧迫は、血管が太くゆるみ、血圧は安定します。

Y そうですよね。

H もう一度言いますが「ねこ背は、背骨の後ろカーブが生理的な範囲よりも大きく曲がったもの」なのです。解剖学を学ぶ専門家も、マスコミも、不良姿勢を全部ひっくるめてねこ背と言っています。だから、多くの弊害を招く平背(ひらぜ)までもねこ背と言っているわけです。

いろんな良くない姿勢をすべてねこ背ということで終わらせている！

Y 先生、えらく熱い口調になっています。

H それは熱くもなるでしょう！　一番こわいのは、ストレートスパインの人の背中をまだ真っ直ぐにしようとするねこ背矯正が横行していることです。不良姿勢、悪い姿勢の原因をつくっているのが背すじを伸ばす姿勢だというのに、です。

Y でも、背すじを伸ばしちゃダメって言われても、やっぱりそう簡単には頭から離れないですよ。つい伸ばしてしまいます。

H いえいえ、そこは日本社会の洗脳に負けてはいけない。もっと背中を丸く矯正しないといけない。この問題は、日本人の健康と幸福感にまで影響します！

日本人の姿勢の矯正の方向は「背中を丸くする」方向です。胸椎が丸くないと、Ｓ字カーブが生まれません。

私の講座を受けたり、書籍を読んで、丸い背中が体に良いと気付いてくれた施術家の先生たちは、日本のまちがった常識に立ち向かうべく「ねこ背」方向の矯正をして、勉強熱心に真実を伝えてくれています。

Y　そんな姿勢革命の意識の体の専門家が増えてくれているのはうれしいです。理屈はわかっても、周りが背すじを伸ばしていたら、一緒に伸ばしてしまいますものね。

H　その日本人の長所である協調性がマイナスに影響していますよね。でもぜひまちがった常識に立ち向かってほしいです！

Y　が、頑張ります！

H　10章で紹介する、4DSヨガや4DSウォーキングがストレートスパイン、ストレートネック、スマホネックの改善の運動になります。これも参考にしてくださいね。

気になる日本人の問題点

現代の日本人の、気になる問題点があります。

背すじを伸ばして胸を張ったときに、ストレートスパインの人でも頭を上半身の真上に位置することはできます。しかし、背中を丸くして巻き肩にすると、頭を上半身の真上に持っていけない人が多いのです！　これは異常です。

脱力してなで肩になれば、首も長くなりより美しくきれいになれます。それなのに長年「背すじを伸ばし、胸を張る姿勢」をしていたため、背中を丸めた時に頭を後方に移動することができなくなっているのです。

ストレートネックのまま背骨を支える靭帯（じんたい）が固まっていて、ストレートスパインやストレートネックになっている人は日本人の8割以上と言われます。

残念なことに、この立腰教育の影響はとても根強い。健康で美しくなるために、背中を丸くして頭を上半身の真上に持っていけるような運動をしましょう。

新常識として、「背中を丸く巻き肩の姿勢」を推進しましょう。

スマホネックは悪くない！

H　スマホネックって知っていますか？

Y　たしか、顔だけが前にいっている状態の姿勢ですか？

H　そうです。あのスマホネックは、首の骨の問題であって、ねこ背と言われる姿勢の問題ではないのです。逆に背骨はねこ背でなくストレートのことが多いですね。スマホネックの人も、もっと背中を丸くしないといけないのです。

Y スマホネックの人はもっと背中を丸くですか？　もっと姿勢が悪くなりそうです?!

H その発想も逆ですね。スマホネックで最悪なのは、首の骨の前カーブが失われて、後ろにカーブしてしまうことなのです。それは、背すじがまっすぐだから首の骨の前カーブが失われるのです。

＜スマホネック＞

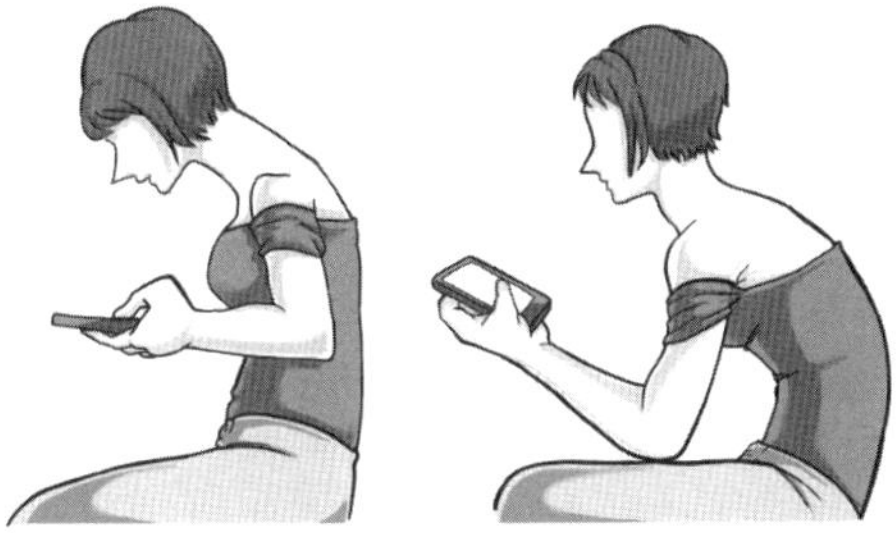

背中が平らな、悪い例　　背中が丸い、良い例

背中が十分に丸い状態だったら、首の骨の前カーブは保たれたまま、顔は前に行くので同じスマホを見る顔の角度でも、首への負担が少ないのです。

Y 背中の丸い状態って、どのくらい丸くないといけないのでしょう？

H 理想的な背骨のカーブは、おそらくYちゃんが思っている3倍ぐらい丸くないといけないですね。

Y 3倍?!　いやいや……。それは曲がらないでしょう。想像できません。

H 本来の骨の機能なら、曲がります。

Y ほんとですか?!　今の時代に、スマホは必須アイテムです。うまく付き合っていくにはどう意識したらいいのか、私の想像の3倍丸い背中にするために聞いておきたいです。

H このとき重要なのは、全身でスマホを見ればいいということです。

Y 全身でスマホを見る？

H まず基本は

①背中は丸くして脱力する。

②首の骨の前カーブを保ったままで

③股関節を支点にして、上体を前に倒す。

これだと首の骨に重大なダメージのスマホネックにはなりません。

Y これが、全身でスマホを見るってことですか。

H そうです。

悪い例は、背すじを伸ばして胸を張って、顔だけ下を向く姿勢。これだと、首の骨はストレートで、顔だけ前に出たようになります。なので、首の筋肉にとても負担がかかるのです。

Y ああ、実際にやってみても、とても首の後ろが痛いですね。

H では次に、背中も腰も丸くして、頭を曲げるとどうですか？　そのとき、背中の筋肉や背骨も連動して動いてくれるから、一部の筋肉に負担がかからなくてラクな姿勢になります。

Y あ……、ほんとです♡

H もっとラクな方法は、背中を丸くして顔は上げたままで、股関節から上体を前に曲げます。

そうすると全然首に負担かからないし、首の骨の前カーブも保っているし、一番おすすめな姿勢です。

Y なるほど。全身で支えている感じですね。全身がラクです♡

H 大事なのは、このとき顔は前に出てないこと。上半身全体が前に出ているのです。スマホを見るときは全身で見るって意味、わかった？

Y わかりました！　なんかめちゃいいこと聞いた気分です！

いいスマホネックとは？

この姿勢は、スマホを見る時だけでなく、本を読んだりパソコン作業をするときも一緒です。背筋を伸ばしてスマホやパソコン作業をするから肩こりになるし、姿勢が悪くなります！

私は何時間パソコン作業をやっても肩こりや腰痛にはなりません。なぜなら、背中を丸くして脱力しているから、筋肉に負担がかからないからです。

スマホネックで最悪なのは、首の骨の前カーブが失われて、後カーブになること　背骨がまっすぐだから首の骨の前カーブが失われるのです。

背中が十分に丸い状態だったら、首への負担が少ないのです。背中の丸いスマホネックは体に負担をかけません。

背筋の伸びている状態でのスマホを見る姿勢は、首にすごく負担がかかり視力低下などにもつながります。

しかし、顔が前に出るのは集中している証拠！　背中を丸くして脱力していたなら、スマホネックも仕事のはかどる良い姿勢なのです。

腰の曲がったおばあちゃんはねこ背ではない?!

H 腰の曲がったおばあちゃんて、ねこ背じゃないんですよ。
Y え？　また不思議なことをおっしゃいます。
H この人たちは、実はストレートスパイン。平背（ひらぜ）なの。
Y 平背（ひらぜ）？
H 皆さん「??:」ですよね。もう一度、ねこ背の復習をしてみましょう。
「ねこ背とは胸椎が過剰に後ろカーブしていること」でしたよね。胸椎って首から腰にかけ

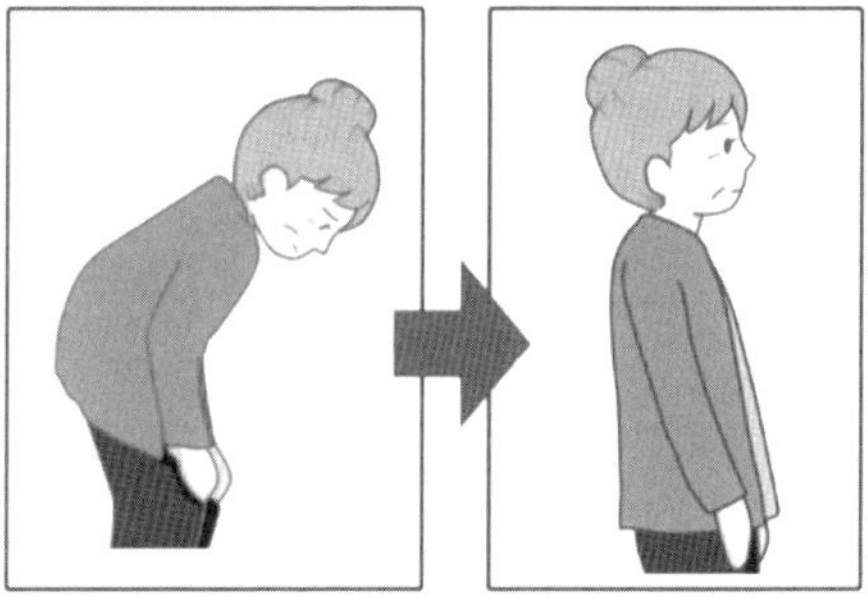

た背中のことですが、左ページの腰の曲がったおばあちゃんの絵を見てください。

多くの腰の曲がったおばあちゃんは、背中はまっすぐで（ストレートスパイン）で腰が90度に曲がっています。

Y　ほんとですね。あらためて見てみると曲がっているのは腰なんですね。

H　また、巻き肩ではなく、手を腰にまわしていることが多いため、ますます平背（ひらぜ）の人が多いのです。

Y　ほんとだ、腰に手をまわしているから、胸を張っちゃうわけですね。

H　これだけ曲がると、腰椎の一番あたりが圧迫骨折を起こしている可能性があります。
というくらいに、悪いのは腰であって背中ではないのです。

Y　わあ、おばあちゃんはねこ背って、思い込んでいました……。

H　おもしろいことに、腰の曲がったおばあちゃんに昔の話を聞くと、若い頃は親に「偉そうに歩くな！」と怒られるぐらい背すじを伸ばして胸を張っていたそうです。

Y　え？　じゃあ、腰の曲がったおばあちゃんは、ストレートスパインの後遺症？

H そう言えるでしょうね。背すじを伸ばしたストレートスパインのために、背骨にかかる重力が分散されずに腰椎の圧迫骨折が起った可能性があります。

Y 圧迫骨折?!　こわい、こわい、こわい。

H あと海外での生活で気付いたのですが、背中の丸いイタリア人たちの中では、腰の曲がった老人を見たことがありません。イタリアの老人は、足先から肩までは若者と同じで鉛直な姿勢で、顔が前に出ている人が多いです。

Y なんだかイメージとして、若く見えそうですね。

H 最近ではあまり見なくなったけれど、腰が90度に曲がって、上体を地面と水平にして歩いている老人を昔はよく見かけました。このような老人を見て「姿勢を良くしないと、将来あのようになるよ！　背すじを伸ばして、いつも胸を張りなさい！」なんて大人に注意を受けたものです。

Y あ、じゃあ私も昔の人ですか?!　そんなことを、言われたことがある気がします。

H じゃあ感覚としてわかるかな？　腰が曲がった老人たちが、ねこ背の代表のように言われてきていることを。

でもおどろくことに、この老人たちは腰が丸くなったままで立ち上がれないのかと思いきや、背すじを伸ばして立ち上がることができます。

Y　え？　そうなんですか？

H　ふだん腰は90度に曲がっていても「よっこらしょ」って起き上がったとき、姿勢を観察すると、骨盤は前方に位置し、平背(ひらぜ)の胸椎は後方に並進します。

Y　なんだか使っている漢字が難しいですけど、たしかに、ねこ背ではないですね。

H　なぜ腰が曲がったか……、ですよ。この腰の曲がった老人たちは、立っている基本姿勢がもともと、骨盤は前方に位置し、肋骨が体の後方に位置していた姿勢であったものと考えられます。そこからの慢性的に過剰なズレで、バランスが取れなくなり上体が前方に倒れ込んだ姿勢になったと推測できます。

Y　姿勢って……、毎日の積み重ねでこんな大変なことに……。

H　そうなんです。姿勢への意識って大事なんです。でも、ここでも注目したいのは、このようにひどく腰が曲がった人でも、背骨のカーブは実はまっすぐの人が多いってことです。やっぱりねこ背の人の方が少ないのです。

Y　このまま背すじを伸ばし続けたら……　ってことですよね。毎日の姿勢って、ちゃんと考えないとこわい！

まちがった姿勢常識の犠牲者

腰の曲がったおばあちゃんは、立った姿勢で横から見たとき、骨盤が中心より前方にあり肋骨が中心より後方にある姿勢の人です。それが、姿勢が悪いと言われ続けたことで胸を張るようになり、なおさら骨盤が前方にいきました。肋骨は身体の後方に位置してしまい、ズレが大きくなりバランスが取れなくなった。そのため腰から上体が前方に曲がった。そんな経緯が推測できます。

これらの人生の先輩方の姿勢から学ぶのに、他にも考えられるのは、背すじを伸ばしたストレートスパイン（平背（ひらぜ））のため、重力が分散されず、胸椎の12番から胸椎の1番周辺に過剰な圧力が加わり、その周辺の前方の椎体に圧迫骨折が起こって腰が曲がっている可能性も大きいです。

と、専門的な用語を並べましたが、ここで言いたいのは、この老人たちも胸を張って良い姿勢にしようと努力した結果、前かがみの姿勢になってしまった。日本のまちがった姿勢常識の犠牲者だということです。

外国人は背中が丸い

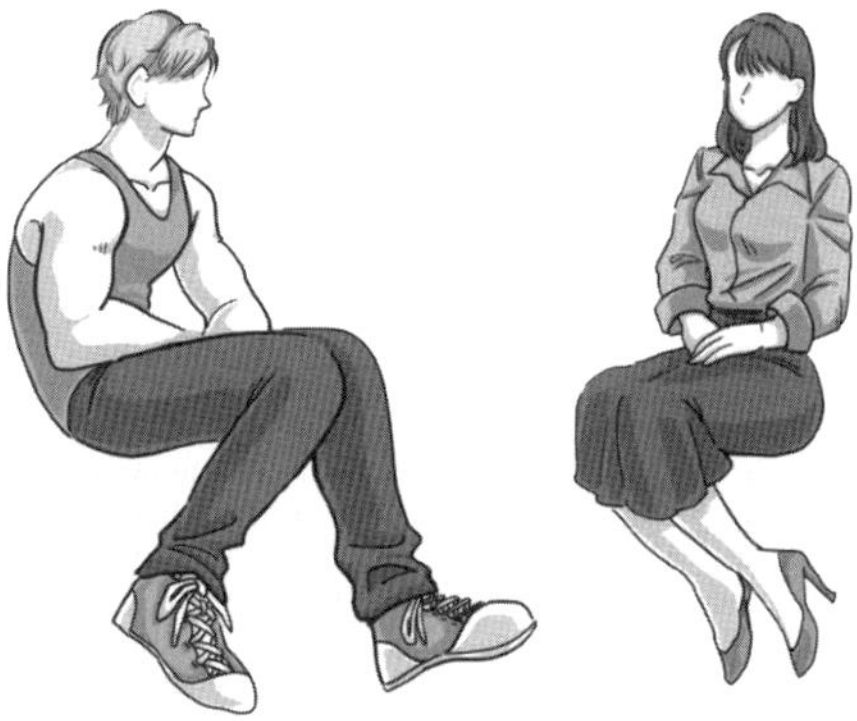
身長200センチの
イアン・ソープ選手
身長160センチの
日本人女子アナウンサー

Y　海外モデルさんたちって憧れちゃいますけど、その理由に、外国の人って、日本人のイメージとは違って、座高が低くて、顔が小さい気がします。

H　たしかに外国人は手足が長くて、顔が小さいイメージがありますよね。そして座高が低い。気がするだけじゃなくて、実際にそうです。

Y　やはりこれは、肌の色と同じように遺伝子なのかしら？

H　日本人は手足が短く、顔が大きく、座高が高い！

Y　いや。繰り返さなくても。そこデリケートにあつかってくださいよ。

H　だってこれは遺伝子だけの問題じゃないんです。では、その差は？

Y　やっぱり姿勢なんですか?!

H　そうです！　外国人は背中が丸く巻き肩で、立っているときも背骨のS字がしっかりあるからです。

Y え？　そんなに注意して見たことなかった……。

H 外国人は、座ったときには、腰部分の背骨も後ろカーブになって、仙骨から丸くなります。そして、首の骨だけ前カーブになります。だから座高が低く見えるのです。

Y そんなにリラックスしちゃってるんですか？

H 腰部分の背骨が後ろカーブになると肋骨も狭まります。もちろん背骨も丸く後ろカーブなので、ここでも肋骨が狭まります。

Y 肋骨は狭まってほしいから、ダブルで後ろカーブをつくりたい……。

H 背すじを伸ばしたとき、座高が80センチあった人は、背中や腰を丸めると座高は55センチくらいになりますよ。

　例えば、シドニーオリンピックで五つの金メダリストのイアン・ソープ選手が、日本人女子アナウンアサーと対談していた映像で、イアン・ソープ選手は身長2メートル、女子アナは身長160センチ、でも座ったときの座高はほぼ同じ！　これを見て、外国人は脚が長いから、座高が低いのだなぁと多くの人は勘ちがいします。

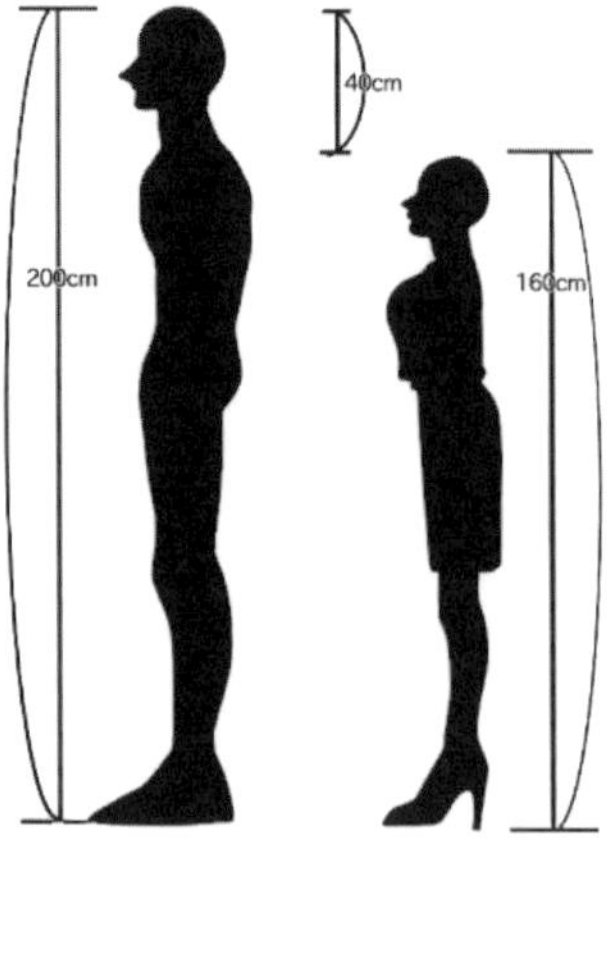

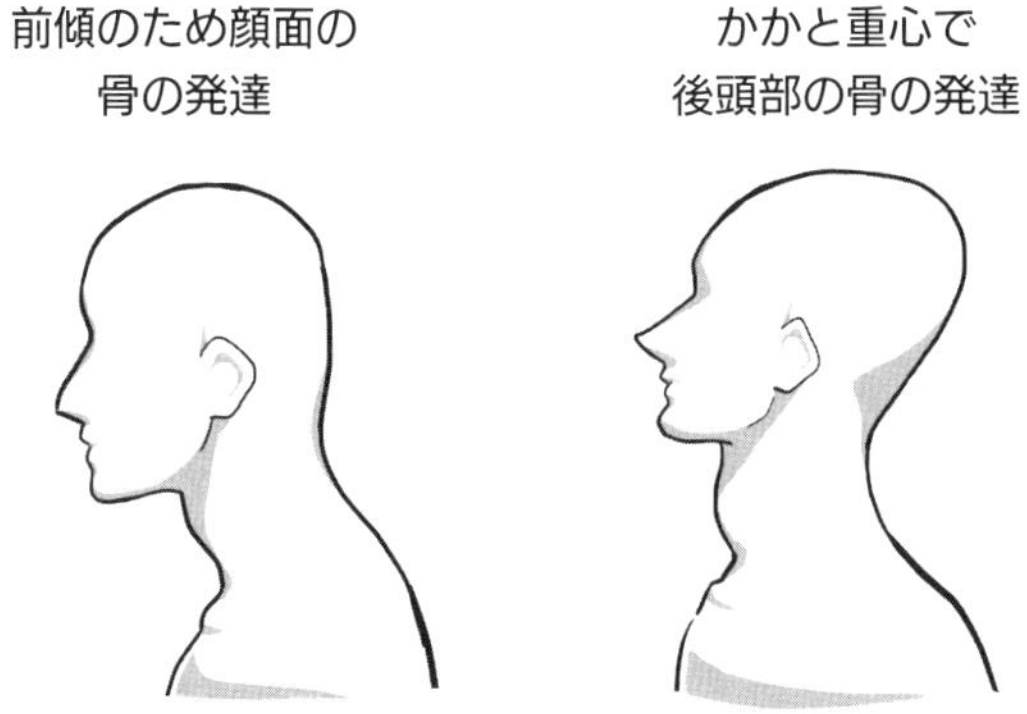

Y　え？　ちがうんですか？

H　実は、イアン・ソープ選手は背中が丸いから座高が低く見えるのです。そして日本人女子アナは、背すじを伸ばしているから座高が高いのです。身長40センチも違う人の座高が一緒のわけがありません。（113ページイラスト参照）

Y　思い込みってこわいですね。ちょっと考えればわかりそうだけど「外国人は脚が長いから説」を信じて疑っていませんでした。

H　外国人は、座高が低いから脚が長いのではなく、背中が丸いから座高が低く見えるのです。
　そして、背中が丸いから首の骨に後ろカーブができ、顔も小さくなります。

Y　ええ～?!　背中が丸いと、そんな相乗効果がついてくるんですか？

H　そうです。背すじを伸ばすと顔が前方に行き、顔も大きく見えるのです。

そして、顔が前にあると顔が膨張します。逆に顔が後ろにあると、顔は小さくなり、後頭部が膨張します。

Y そう言われると、外国人の頭は、後頭部が発達しているのかも……。美人へアスタイルで、後頭部のボリュームにこだわってヘアメイクしますけど、ここからだったんだ！

H 結論をいうと背中を丸くすると座高が低くなり小顔になって、健康で、もっと美しくなれます。

小顔のために破骨細胞を！

外国人は小顔で後頭部が発達しています。日本人は顔が大きくて、後頭部が絶壁の人が多いです。これは姿勢と大きく関係しています。

顔を前に突き出すと骨をつくる骨芽細胞（こつがさいぼう）が活躍し、顔が大きくなります。逆に顔をトランズすると、骨を壊す破骨細胞（はこつさいぼう）がはたらき、顔が小さくなります。

月に行くと、重力が地球の6分の1になり、骨密度が減ります。そのため宇宙飛行士は、骨密度を上げるため筋トレなどの運動をします。骨に運動などのストレスを加えると骨が増殖します。ウォルフの法則でその原理を解説してあります。私は20代の頃は顔が大きかったのですが、背中を丸くして頭を後方トランズを意識するようになって、顔が小さくなったのを自覚しています。

第4章

日本人の「背すじを伸ばし、胸を張る姿勢」は、なぜ始まったか？

洗脳させるためのまちがった常識

Y 堀先生の『坂本龍馬は猫背だった』読ませていただきましたが、けっこうこわいワードを見ちゃいました！　日本人を洗脳するための姿勢だとか、なんとか……。
どういう意味ですか？

H この軍国主義的な「背すじを伸ばし、胸を張れ」という姿勢教育は、戦後の産業発展のために利用されていました。

Y 軍国主義ですか?!

H 明治維新からの立腰教育でしたが、戦争が始まってからは軍事教育からの姿勢教育になりました。戦後の製造業では「安くて、性能の良い商品を大量につくること」が世界的な経済戦争で勝ち残れる手段でした。

Y 私たち日本人の先祖は、働き者だったですものね。よく聞かされました。

H そうです。日本人の大和魂という性格もあったでしょうが、それには長時間労働を国民に強いるしかありませんでした。

Y 国を守り、家族を守るため。特攻隊のお手紙を思い出します。

H そこで痛みや、苦痛を感じにくい奴隷的な姿勢が必要だったのです。

Y 奴隷的?!

H そう表現しても過言ではないです。戦後の日本人が世界中で一番働いた民族であることは確かです。

Y せつないけれど、歴史ではたしかにそんな時代がありましたよね。

H 現在の私たちは、重労働に耐えてきた父親世代の恩恵にあずかり、物質的に豊かな生活を送ることができています。そこに感謝を忘れてはいけません。しかし時代とともに、働き方も姿勢も変わっていくべきなのです。

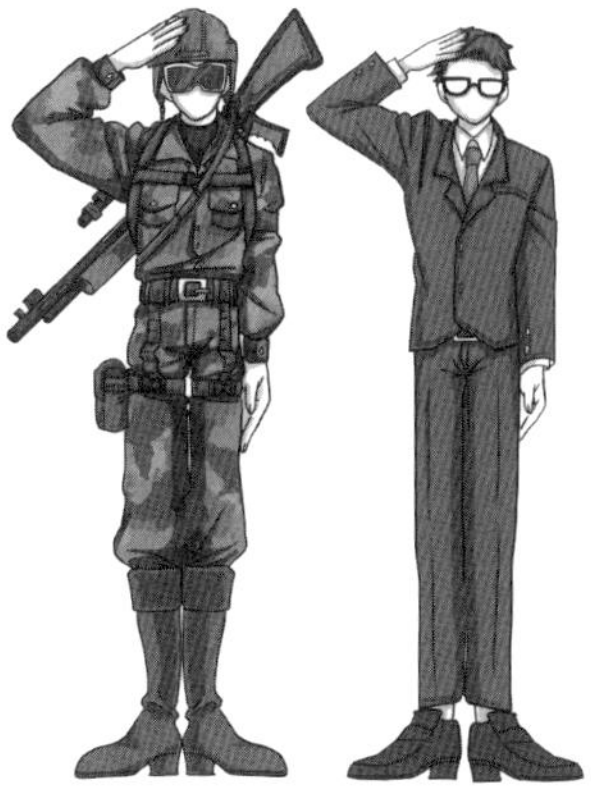

Y 働き方と姿勢も変わるべき？

H 時代は変わり、製造業は労働賃金の安いアジアへ流れています。労働賃金の高くなった日本では、長時間労働はコストアップにつながりアジアには太刀打ちできません。
　終戦後のように、奴隷のように長時間働けば、豊かになるというビジネスモデルは既に破綻（はたん）しているのです。軍国主義的な痛みに耐える姿勢は、もはや日本の経済界では必要とされていないのです。

Y 痛みに耐え、戦い続けるための姿勢……。
　人の体ってすごいけど、知らないでいるとこわいことがたくさんある気がします……。

姿勢からの洗脳を解いて、健康に

日本だけではなく諸外国も同じく戦争を繰り返してきました。しかし、日本人だけが切り替えできないまま軍国主義のなごりである姿勢の習慣を続けてきたのです。

先進国では、上から与えられた仕事をこなすだけでなく、自発的に仕事をつくり出していくような人材が求められています。「背すじを伸ばし、胸を張る姿勢」は国や産業界のニーズにマッチしていました。

しかし、その姿勢は現在では、成人病を増やし医療費を増大させるだけで、国益的には何のメリットもありません。

胸を張る姿勢は交感神経を優位にし、高血圧を生みます。そして、死亡率上位の癌、脳梗塞、心筋梗塞へと導きます。

また、薬の消費量は世界でも日本がダントツの1位です。2位のアメリカと比べても2倍も消費量が多いのです。世界の3分の1の薬が日本で消費されています。さらに、世界市場においては日本の製薬会社の年間売上高は15位でしかないのです。これは日本での薬消費による利益のほとんどが海外に吸い取られていることを意味します。

胸を張って奴隷のようにして働いて稼いだお金は、医療費という形で国家の予算を食いつぶし、さらに海外へ流れているのです。

私は、本書を通じて「背すじを伸ばし、胸を張る姿勢」が病気になりやすい悪い姿勢で、副交感神経優位な丸い背中の姿勢が病気になりにくい健康的な姿勢であることを世間に広めていきたいと考えています。国民の健康を守るため、国益を守るために明治維新前までは普通だった丸い背中を普及させたいと思っているのです。

明治維新前、日本人の背中はみんな丸かった

H 時代劇とかを見て、昔の武士は背すじを伸ばして、みんなさぞ姿勢が良かっただろうと思いませんか？

Y 時代劇のイメージでも、お殿様以外は背すじピーンで着物もびしっとした武士を想像しますね。

H なるほど、特に武士は背すじがぴんと伸びた印象がありますよね。でも実は武士はほとんど背中が丸いです。

Y え？　なんか、イメージできなくなりましたが?!

H 以前書いた本のテーマにした「坂本龍馬」も、背中は丸く、巻き肩のなで肩です。

Y たしかに……、教科書の写真はそうだったかもしれません。

H 肖像画を見てもどこか「へにゃっ」とした感じで、まっすぐに堂々とした風格はないのです。
私なんかは、そこに親しみも感じますけど、「本当に強かったのか？」と龍馬の実績までも否定しようとする人がいます。

Y 姿勢で剣の強さがわかるんですか？

H 姿勢で剣の強さがわかるか、その理屈はわかります。でも、ある自称武道家いわく……、免許皆伝クラスになれば、それ相応の練習量でそれなりの筋肉が、肩や胸につくはずだ！　写真を見る限り、貧弱な肩と胸で、武道家の肉体ではない！　とか言われています。

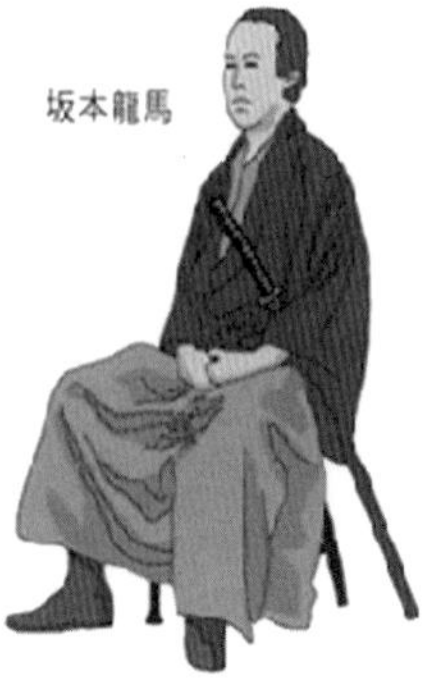

坂本龍馬

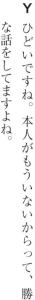

Y ひどいですね。本人がもういないからって、勝手な話をしてますよね。

H 姿勢のプロの私から見ると、近藤勇も中岡慎太郎も、表情がこわもてなだけで、姿勢が硬直していて柔軟性が不足して見えます。アスリートとしては二流、三流で、練習し過ぎて故障するタイプのアスリートにしか見えません。

Y え？　堀先生もまたひどいコメントを……。歴史の偉人に怒られますよ。

H まぁまぁ、否定ばかりじゃないです。

肖像画の姿勢から分析するに、力はありますが、柔軟性と持久力のないタイプです。また、そういったタイプは体が硬いので、脳の柔軟性もなく龍馬のような奇想天外な発想も生まれなかったと思います。

しかし、実は近藤勇も中岡慎太郎も、背中は丸く、なで肩の巻き肩であり、理想的な姿勢です。ただ、肖像画からは、堂々として見えますが、体が硬いタイプで柔軟性が見られません。といっているだけです。

Y 姿勢で性格を読んじゃうなんて、占い師ですか？

H 占いもできるかもしれません（笑）　姿勢からの思考は、ある程度想定できます。

そうそう、龍馬に似た脱力した姿勢を持つ剣豪がいます。二刀流の剣士。

Y あ！　宮本武蔵！

H そうです。まず二刀流という新規的な発想、五十五人斬りしたという持久力と瞬発力、宮本武蔵の肖像画を見ても、脱力して体がやわらかいのが伝わります。もちろん、背中は丸く、なで肩、巻き肩です。

残念ながら資料写真はないですけど、晩年の宮本武蔵の肖像画では、イタリアの老人と同じように頭が前に出てきています。一流のスポーツ選手と同様、強い武将はねこ背が深かったことが想像できます。宮本武蔵を剣豪と言わない人はいないでしょう。肖像画を素人が見たら、ただのねこ背の爺さんと思うかもしれませんけど。

Y たしかに……。ほんとに強いの？　とか思っちゃいます（笑）

H 姿勢のプロから見たら、坂本龍馬も宮本武蔵もすごく背中が丸いから強い！

Y 新しい常識過ぎて、まだピンときませんが……。

H そうそう、江戸時代の女性を見ても、すばらしく巻き肩で、なで肩です。
　浮世絵の女性を見てください。みんな首が長く、背中に丸みがあり巻き肩です。海外の油絵の女性像も、みんな巻き肩で背中が丸くなで肩です。

Y 浮世絵の女性は納得ですね！　昔の美人の基準が微妙ですけど、巻き肩でなで肩の丸い背中なのはわかります。

H モナリザしかり、西洋の女王様の肖像画も、みんななで肩で丸い背中ですよね。フランスのマリー・アントワネットも、歴代のイギリス女王も……。
　自然体の人間は、国を超え世界を超えて、巻き肩の丸い背中なのです。

Y なんか、巻き肩なで肩が、人間の自然体っていうのは、

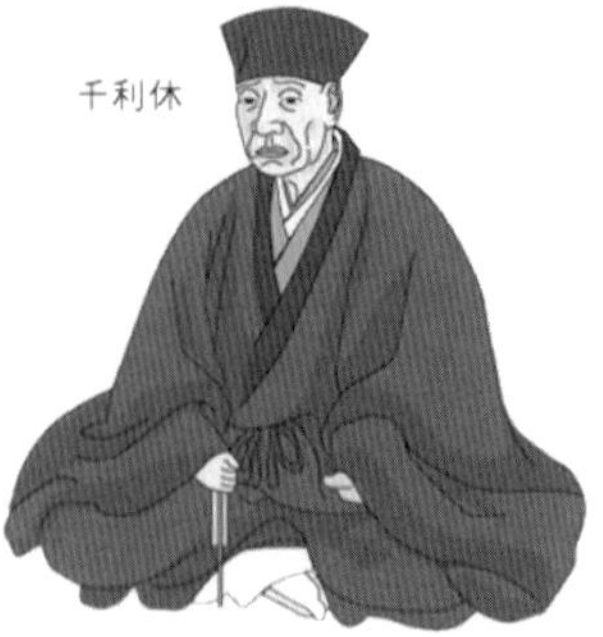

歴史で納得できますね。

H あともう一人、紹介しておきたいです。

Y あ、千利休。茶道の本家ですよね？　丸い背中でこの人も強いとかですか？

H いや、言いたいのはそこじゃないです。

　現在の茶道などでは背すじを伸ばし、胸を張るのが常識だと思われがちですけど、茶道の創始者である千利休はすごくなで肩で丸い背中です。全く力が入っていない、すばらしい自然体です。なで肩というのは胸を張っていてはできない姿勢です。

　だから、茶道の時に「背すじを伸ばし、胸を張らないといけない」という姿勢は、明治維新以降に変えられた文化に違いありません。

Y それも今の背すじを伸ばすという常識に変えられてきた歴史だということですね。おそるべし、立腰教育。

日本人も自然体だった

　江戸時代の人々の肖像画を見ると、みんな良い姿勢をしています。まるでバランスの良いイタリア人のようです。かかと重心で、頭、肋骨、骨盤が一直線上にあります。

昔から当たり前のように背すじを伸ばしていたわけではないのです。日本人も自然体の姿勢だったようです。

肩こりや腰痛に悩まされにくかったでしょうし、女性らしい身体のラインも持っていたはずです。重力に逆らわず、脱力できる、省エネの姿勢をとれていたはずです。

日本人も、あのころの感覚を取り戻せばいいのです。

立腰教育が日本人の姿勢をダメにした

H いつから、背すじを伸ばし胸を張る姿勢が良いとされてきたと思いますか？

Y きっと昔々からだと思うから、平安時代とかですか？

H 残念……不正解。なんと、明治の中期からです。

Y けっこう、思っていたより最近なんですね？

H 明治以前の日本人は背中が丸く、だらっと脱力していたのです。武士も、お茶の先生も、庶民もね。

Y 武士とか茶道の先生とか、背すじを伸ばしているイメージですよね。

H　でしょう？　でも、坂本龍馬や千利休、宮本武蔵など、一般庶民までも、彼らの残された写真や絵を検索して見てみると、背中は丸く巻き肩です。

Y　つまり本来、日本人も健康的な自然の姿勢をしていたってことですか？

H　そうなんですよ。私も歴史を調べてみてわかりました。明治維新のあと、西洋に追いつけ追い越せで、いろんな精神論が叫ばれました。「水抜き、油抜き、重ね着」で運動中には水を飲まないようになったのもこの時期です。

「耐えて己に勝てば、競技力は上がる！」と昔の人は思っていたようですが、実際は競技力が落ちるだけでなく、故障や死に至るという事態に人々をおとしいれました。

Y　たしかに部活中は水を飲まないって約束事ありました！

H　今では熱中症になるので、スポーツ中には頻繁に水分を摂るようにと言われるようになりましたけど、これも最近の話で「運動中に水分を摂らないほうがいいという常識」は、多くの犠牲者のもとに覆されたのです。

Y　たしかにその理論が正しいと信じたために、以前は熱中症で子どもが亡くなる事件が多くありましたよね。

H　真夏に運動する子どもたちに、水を摂らせなかったために熱射病をきたして死亡事故に至る例は、ほんとに多かったです。ある事件で亡くなった少年の最後の言葉が「先生，水を飲ませてください」だったのを覚えていますがほんとうに悲しいですよね。

Y　なんだかずいぶん昔のようですけど、忘れてはいけない命が教えてくれた教訓ですよね。

H　立腰教育も精神論、忍耐論のもとで築かれた姿勢の哲学で、なんの科学的根拠もなく、ただの個人の意見が、今の姿勢の常識となっているのです。
　そして多くの人を、腰痛や肩こりだけでなく内臓疾患に導いていています。

Y　個人の意見が……、そう考えるとこわいですね。

H　そう、とてもこわいことです。それをだれも疑わないことがもっと恐ろしいのです！
「運動中に水を飲むな」の常識は、すぐ死につながったので、その常識は覆されました。内海聡先生の言葉を借りると、死に直結するので〝hard killing（ハードキリング）〟です。

しかし、立腰教育はなかなか覆りません。すぐに死につながらないからです。体に悪い食べ物を食べても、すぐには死なないのと似ています。

　背すじを伸ばし、胸を張る姿勢は〝soft killing（ソフトキリング）〟です。じわじわとあなたの健康をむしばみます。

Y　なるほど……。だからなかなか姿勢の常識は覆らないんですね。

H　立腰の姿勢は、真実と真逆のことを言っています。姿勢革命的反論をわかりやすく箇条書きにすると、左ページの表のようになります。

Y　つまり、立腰教育は「やる気をなくし、集中力をなくし、持久力をなくし、行動が遅くなり、内臓が悪くなり、精神や身体のバランスが悪くなり、身のこなしや振る舞いがロボットのよ

立腰教育		新しい姿勢の理論での反論
やる気が起こる	→	自主性がなくなる。与えられた仕事しかできない
集中力がつく	→	一流の棋士は背中が丸く、脱力している
持続力がつく	→	緊張させ過ぎて、肩こりや腰痛の原因になる
行動が俊敏になる	→	一流のスポーツ選手は背中が丸く脱力
内臓の働きが良くなり、健康的になる	→	背中が丸い方が機能向上
精神や身体のバランス感覚が鋭くなる	→	背すじを伸ばすと、身体バランスは崩れる
身のこなしや振る舞いが美しくなる	→	一流のモデルの背中は丸く美しく、仕草もやわらかくセクシー

うになる」……。なにもいいことはないのですね。

パソコンで「立腰教育」を検索すると、学校や教育関係者の人たちが推奨しているサイトをよく見かけます。国の教育機関がこれでは、なかなか姿勢の常識は変わりません。

Y 姿勢革命……、とても大きなものを相手にしていると、あらためて実感です。

H だからこそ、この本の目的「まちがった姿勢の常識を変え、日本人をもっと健康で美しくすること」を、多くの人に知ってもらいたいのです。

立腰教育とは？

立腰教育を発案したのは教育者・森信三（のぶぞう）という人です。

森信三は、立腰は「人間に性根を入れる極秘伝」と言い、「この一事をわが子にしつけ得たら、親としてわが子への最大の贈り物と言ってよい」とも説きました。

立腰とは、

1、まず尻をウ引き後に引く。

2、つぎに腰骨（お尻のやや上方）の中心をウンと前へ突き出す。

3、軽くあごをひき、下腹に力を入れ、持続させる。

これは立っても座っても同じです。立腰教育とは、腰骨をいつも立てて曲げないようにすることで、自己の主体性の確立をはじめとした人間形成を実現する、となっています。どのくらい普及しているのかわかりませんが、全国の教育現場で実践され、多くの効果を上げているとのことですが、私はこれに異議を唱えます！

私の反対している『立腰教育入門』で紹介している効果は次のようなものです。

第一　精神が明晰になる。

1、頭がはっきりして、何事にも一意専心できるようになる。

2、判断力が明敏になり、実践的叡知が身に付いてくる。

3、心が引き締まり、やる気が湧いてくる。

第二　主体性が確立する。

1、集中力がつき、持続ができるようになる。

2、進んで仕事に取り組み、積極的になる。

3、逆境や重責にも耐える力が付き、実践力が身に付いてきた。

第三　健康になる。

1、立腰による正姿によって、内臓のいびつな圧迫がなくなる。

2、食欲不振がなくなり、身体が丈夫になる。

3、動作が敏捷になり、気分が明るくなる。

立腰教育の提唱者たちは、これを以下のように説明しています。

「ねこ背だと肺や内臓を圧迫します。肺を圧迫すれば空気が全身にいきわたりません。体はだるくなりますし、脳に酸素がいかなくなります。立腰をすれば、脳をはじめ、全身に酸素が送り込まれるので、やる気になり、集中できます。しかも疲れにくいので、それが持続します。行動も俊敏になります。ねこ背で内臓を圧迫すれば、消化が悪くなります。立腰していれば、内臓はそれぞれの働きを最大限に行いますので、健康的になります。」

このもっともらしい説明は、４ＤＳ理論ですべて覆せます！

第5章

姿勢を変えると幸福感がUPする！

副交感神経優位でストレス減！

H ゴリラがドラミング（胸をたたく）をするとき、胸を張って背すじを伸ばしますよね。

Y 動物園ではあまり見かけませんが、映画とかでは見ますね。

H そう、いつもじゃないですよね。ゴリラがそれをするときは、相手を威嚇したり興奮しているときなんです。つまり、背すじを伸ばしてドラミングするときのゴリラは、胸腔も腹腔も拡がって交感神経優位の状態です。

Y ドラミングって、とっても怒っているのは伝わりますよね。

H つまり人間も、腔を拡げ、背すじを伸ばし、胸を張ったときには交感神経優位になります。

Y え？　気持ちが怒ってなくても？

H そうなんです。自律神経には交感神経と副交感神経があり、交感神経は「闘争あるいは逃走の神経」とも例えられていて、日中に活動するときに必要な緊張モードの神経です。

副交感神経は「休息の神経」とも言われ、夜にしっかり睡眠をとるためにも必要なリラックスモードの神経です。

Y 寝る前にこわい映画を観て、神経を興奮させると寝つきが悪い……。あれですかね？

H こわい映画とか、ぜひ寝る前じゃない方がいいですね。

だいたい自然界では背すじを伸ばすようなとき、交感神経が過剰なときのケースです。それこそ「闘争あるいは逃走」の過緊張な状態です。なので、実は仕事やスポーツをするとき集中力を上げたいときには、脱力した福交感神経優位の状態が最適なのです。

Y え？　仕事するときって緊張している方が集中できると思ってました。

H そうですよね。そういった先入観も本来の姿勢を邪魔します。仕事中だから、日中の活動時間だからと言って、胸を張って背すじを伸ばす必要はありません。

逆に背すじを伸ばして胸を張ると、脳や筋肉への血流が低下し、最高のパフォーマンスができなくなります。一流のアスリートや仕事ができる人が脱力しているのは、過剰に交感神経優位になってないからです。

Y あ、テレビで見かけるメダリストとか、めちゃリラックスしてダラ〜ッとしているかも。テレビなのに余裕だなとか思っていましたけど、あれがニュートラルなんですね。

H そうなんです。そのくらい普段からリラックスを心掛けたいですよね。

メンタル面での健康を考えても、ゆったり穏やかに集中できる「副交感神経優位」な状態でいられるように、背中を丸め、『減腔（げんくう）』した姿勢を心がけることをおすすめします。内も外も女性らしいやわらかさでいたいですね。

Y 『減腔（げんくう）』で、かなり女子力上げられそう！　心の安定にまで姿勢がこんなに関係しているのを知りませんでした！

自律神経とは

血管をはじめ、あらゆる内臓器官を自分の意思とは無関係に調整してくれる神経です。呼吸器官や消化器官、体温調節機能といった、私たちの体の生命維持機能をコントロールする役割を担っています。

自律神経は「交感神経」と「副交感神経」に分けられますが、基本的には人が起きて活動している時間帯は交感神経が、そしてリラックス時や夜に寝ている時間帯に副交感神経が優位になると言われています。

交感神経が優位な場合、血管が収縮して血圧が上昇し、心身が活動的な状態になります。そして、副交感神経が優位な場合は、血管が緩んで血圧が低下し、心身もリラックスした穏やかな状態になるのです。この交感神経と副交感神経が必要に応じて切り替わり、体内のバランスが保たれています。

感情のコントロールも姿勢から

H　Yちゃんは、イライラしたときの対処法とか、なにかされていますか？

Y　イライラですか？　ストレス発散に……、お酒を飲むとか、カラオケに行くとか……。

H　イライラをずいぶんため込んで、お金も使うんですね。

Y　え？　なんですか。「ずいぶん損していて可哀そうね」みたいなコメントですけど。

H　いえいえ、よくある回答に感謝です。

　一般的に言われているのは、深呼吸をすればイライラが少しラクになるということですよね。深呼吸をすることで、自律神経が交感神経優位から副交感神経優位な方向になれるから、イライラが落ち着くと言われています。正しい深呼吸ができれば、ちゃんとリラックスする方向に自律神経は傾きます。

Y　正しい深呼吸ですか？

H　イライラしているとき、体のなかでは交感神経の働きが活発になっています。交感神経優位の姿勢は、背すじを伸ばして、胸を張っている姿勢でしたよね。ここで脱力して背中を丸くする姿勢で深呼吸をすると、イライラ感は一段と改善します。

Y　えっと、背中を丸めて深呼吸って……　できますか？

H　できないと思うのは、胸で呼吸をしようとしているからです。そこは4DSヨガでしっかり習得してほしい呼吸です。

背中の丸い脱力した姿勢は副交感神経優位なので、そもそもイライラする心境になりにくいです。

Y イライラしにくくなる姿勢に、イライラが改善する呼吸ですか?! すごいですね! 4DSってどれだけ優秀なんですか?!

H めちゃくちゃ優秀なんですよ。これらは本来、人間がもともと持っていた能力ですから、まちがった姿勢で使えなくなっただけなので、姿勢を本来の形に戻すだけです。

Y 感情コントロールって、現代の問題にされている「コミュニケーションが苦手」と言われる人たちにとっては、大事なポイントになってきそう。

H そうですよね。社会問題として「コミュ障」なんて言われますけど、その辺も姿勢が関係しているように思います。

Y ヒステリックな女も愛されにくいので、そこにも使えそうだわ!

H ぜひ、丸い背中の姿勢で心穏やかな女性を目指してください。世の男性のために♡

イライラは百害あって一利なし

イライラしていると交感神経優位になり、呼吸は浅く速くなり、体液の循環も悪化して、さらに腸の働きなども低下し、多くの不調を引き起こしてしまいます。

現代病は、イライラやストレスからの原因不明の病気が多いです。イライラは、長引けば長引くほど自律神経のバランスを乱し、体のさまざまな循環を滞らせてしまうのです。イライラは百害あって一利なしです。

脱力して、背中を丸くすることで、イライラを解消しましょう。

姿勢で思考の断捨離を

H Yちゃん、断捨離やってる？

Y 断捨離ですか？ かなり物を捨てられないたちなので苦手ですけど、ゴミ屋敷になる前にはやっておきたいですね。

H 断捨離って物を捨てるだけでなく、心や脳内の断捨離もあるんですよ。

Y　え？　脳内の？　なにを捨てちゃうんですか?!

H　たとえば、今まで背すじを伸ばして胸を張る姿勢をしていた人が、ある日突然に脱力して背中を丸くすることがよくあります。

私が姿勢指導をしたあと、しばらくしてお会いすると「あれ、先日まで背すじ伸ばして胸を張って座っていたのに、今日見たらぎこちないけど脱力して座っている」なんてことがあります。何十年も背すじを伸ばして胸を張っていたのに、この変わりようは何か？　とびっくりすることがあります。これって執着心、常識の断捨離です。

Y　なるほど。

H　背すじを伸ばさないと！　胸を張らないと！　ねこ背は健康でない！　という執着心を捨てて、脱力した姿勢をとることで、「あれ、こっちのほうがラク！　自然！」と気付いてしまうのです。

Y　その思い込みや、そこからくる罪悪感みたいなものはありますよね。

H　そうなんです。いつの間にか囚われている心の中の「執着」を手放すと、新しいものが入ってくる。それが断捨離の本質の部分です。

Y　え〜。そうなんですね。

H　物を捨てることを通して自分の心と向き合い、必要な物だけを厳選することで、物を見極める力を養います。同時に心はこだわりを手放すことで自由になります。

Y なんか先生、断捨離の講師を始めましたか？

H できるかもしれない（笑）
でも4DSの理論でも説明できます。脱力し背中を丸くすることで、リラックスするためイライラも減ります。そうすれば、今まで「こうでないといけない！」と思っていたものが「これの役目は終わったから」と、切り替えができるようになり断捨離がラクになります。

Y なんか、うちのゴミ屋敷問題も解決する気がしてきた！

H ぜひ試してみて。

姿勢で執着心の断捨離を

私が海外にいたころ、大陸の広大な大自然の中に立ったとき、すごくリラックスして、日本での生活がなんてちっぽけなものだったか！　と、今までの執着心や悩みが一気に消え去った経験を覚えています。
それと同じように、ラクな姿勢をとることで、気持ちがラクになり、自然に小さい執着心の断捨離ができるものです。
心が取り乱される原因である「囚われ」から解放され、自分の中でこだわっているものをいさぎよく切り替えることができます。

それらが人生を理想の方向へ、より良い生き方をするための知恵が生まれるきっかけになります。執着心の断捨離をする手段として、姿勢の常識の断捨離をするのはおすすめです。

うつ病や不眠症も背すじを伸ばした姿勢から

Y 姿勢がメンタル面にも影響するって知りませんでした。今はストレス社会って言われるほどに、うつになっちゃう人が多いですよね。こんなに元気に見える私も、心療内科でお薬もらっていたことがあります。

H え？　そんなふうには、ぜんぜん見えないけど？

Y 悩みごとないだろって、よく言われますけどね。今の世の中の理不尽さにめげる女子は多いのですよ！　男尊女卑はまだまだビジネス界に根強いし～。

H そういうのは、日本民族的にまだあるでしょうね。姿勢もその一つです。でも、姿勢革命でそこはサポートできます！

１３４ページでも述べましたが、人は背すじを伸ばすとき、交感神経優位になります。その状態を常に続けていることで、緊張状態を解くことができず、自律神経がバランスを崩します。そうすると、不眠やうつなどの症状をひき起こしたりします。

Y やっぱり、姿勢がうつの原因にもなっちゃうんですね？

H うつになりやすい環境がつくられてしまうということです。

Y ムムム。ではその環境を変えるには？

H まず、うつに関係が深いとされる自律神経だけど、ちょっと説明させて。

自律神経には交感神経と副交感神経があります。交感神経は「闘争あるいは逃走の神経」とも例えられ、日中に優位に活動する緊張モードの神経です。そして、副交感神経は「休息の神経」とも言われ、夜間に優位に活動するリラックスモードの神経です。

Y 堀先生がドクターに見えてきました。

H カイロドクターです。一般人のYちゃんにもわかるように説明したいと思いますよ。

人間は、背すじを伸ばし胸を張り、腟を拡げているときは、どっちの神経が優位？

Y えっと、交感神経が優位になります！　興奮している方。

H 正解。しかし現実は、仕事をしているとき、勉強しているとき、集中したいからということで、背すじを伸ばして胸を張って、作業していますよね。

Y 作業中に疲れてくると、姿勢が悪いからだ！　と、あらためて背すじを伸ばして胸を張ります。

H そうなんです、まちがった知識！　実は、仕事やスポーツをするときには、脱力した状態での副交感神経優位が最適なのです。

Y そんなこと誰も教えてくれません。

H 仕事中や昼間だからと言って、胸を張って背すじを伸ばす必要はありません。集中して仕事や勉強をこなしたくて、背すじを伸ばしたり胸を張ったりする考えは逆で、脳や筋肉への血流が低下し、かえって最高のパフォーマンスができなくなります。

Y ランニングしながら、筋トレしているみたいな?!　疲れるばっかりですよね。

H 一流のアスリートや仕事ができる人間が脱力しているのは、過剰に「交感神経優位」になっていないからです。

Y 脱力……。実はこれやろうと思うと、けっこう難しいんですよね。不眠に悩む夜に！　とか、気分が落ち込んで浮上できない！　ってときに、ちゃんと脱力できる体になりたい。

H 夜に寝付けないときには、9章にも紹介するエクササイズの「Xのポーズ」（211ページ）で呼吸するのをおすすめします。
　気分が落ち込んで浮上できないというときなら、エクササイズ全部やってみてほしい！　なんなら4DSヨガに、4DSウォーキングで、どんどんポジティブに！

Y 『減腔（げんくう）』ってすごいんですねぇ。ほんと、正しい姿勢ってなんなのか……、わからなくなってきました。

H　「正しい姿勢」という定義があるとしたら、もともと神様がつくられた骨の形に戻ることが、体の健康にとっても、心の健康にとっても、正しいバランスになるんじゃないかな？

Y　わぁ、納得です！　神様がつくってくれた背骨のS字カーブ、取り戻したい！

自律神経失調症の症状とは

自律神経失調症の症状は身体面や精神面にさまざまな不調をもたらします。

身体面の症状…動悸、頭痛、めまい、倦怠感、不眠、食欲低下、下痢・便秘、肩こりなど

精神面の症状…イライラする、やる気の低下、集中力の低下、怒りっぽいなどです。

このようなさまざまな自律神経症状がみられ、検査で身体疾患が見つからず、また明らかな精神障害が認められない場合に自律神経失調症と診断されます。

自律神経失調症やうつ病は、悪いストレスによって引き起こされることが多く、症状が似ていますので、密接な関係にあると言えます。

自律神経である交感神経と副交感神経のバランスがうまく取れないために、身体のあ

らゆる部分にこのような症状が現れるのです。これらの症状は日によって多く出たり、違う症状が出たりします。

うつ病においても、同じような症状が現れることがあります。自律神経失調症と区別されるポイントは、うつ病は精神的な症状の低下が一定レベルを超えてしまっている場合（精神障害）であるかどうかで判断されています。（中略）

自律神経失調症では、リラックスできずに緊張状態にあります。体はとても疲れているのに、頑張ろうとするためにさまざまな不調が現れます。その状態のまま頑張ろうとすると、いつか頑張るエネルギーがなくなってしまいます。そこで気分の落ち込みや不安感が強くなる「うつ病」へ発展させてしまうのです。

（新宿ストレスクリニック　コラム引用）

第6章

背すじを伸ばすと、内臓まで悪くなる

丸い背中、巻き肩で呼吸が深くなる！

H Yちゃんは、スポーツジムとか行きますか？

Y 前に行ってましたけど、なかなか続かなくてやめました。

H じゃあ、スポーツジムで「背すじを伸ばして呼吸してください」って言われなかったかな？

Y あー、やりました。姿勢と呼吸は大事って話があって、背すじを伸ばして深呼吸の練習をしました。

H するとジムでは「空気がいっぱい入りますよね。それでは背中を丸めて、呼吸をしてください。」って誘導しませんでしたか？

Y 背中を丸めてですか？

H ほら、ねこ背だと、息が入らないでしょっていうお話をするんですよ。

Y ん？ 実際やってみると、そんな気がしますね。

H 「だから皆さん、呼吸を深くするために背すじを伸ばしましょう！」って、スポーツジムのインストラクターは締めくくります。実はそこに盲点があるのです。

Y え？ 今、私スポーツジムインストラクターの思惑に誘導されていますか？

H 上半身に動きがあれば、丸い背中、巻き肩の姿勢の方が呼吸は深くなり、空気を肺に入れることができます。でも背中を丸めた状態だったとしても、肋骨部分を固め、そこから動きがなければ、胸を張ったときより呼吸は浅くなるのです。

Y ですね、堀先生の4DSだと背中呼吸ですよね。その丸い背中の方が深い呼吸ができます。でも背中の動かし方がわからないままでは、固まりますね。

H そう、背中を丸めて巻き肩の姿勢の状態は、思いっきり息を吐いた状態に近いということです。息を吐き切った位置から空気を吸ったほうが空気はいっぱい入りますよね。

Y なるほど、それも思い込みで呼吸しづらくしているけど、理屈を教えてもらうと体も動きそうです。

H 一流スポーツ選手や小さな子どもたちは、背中が丸く巻き肩です。一流のスポーツ選手が不健康な姿勢をするとは考えられません。

Y 水泳の金メダリストとか、ほんと背中真ん丸ですよね。

H 今の日本の常識にとらわれたままの選手は、背すじを伸ばしたままの人が多く、パフォーマンスが下がるので二流止まりになってしまうのです。もったいない！

Y 常識にとらわれていない、まだ姿勢教育されてない小さい子どもは、丸い背中ですね。

H 背すじを伸ばして胸を張る姿勢よりも、神様がつくった自然な体の状態である背中を丸めた巻き肩の姿勢の方が、深い呼吸ができます。

背中が丸い方が、呼吸が深い理由

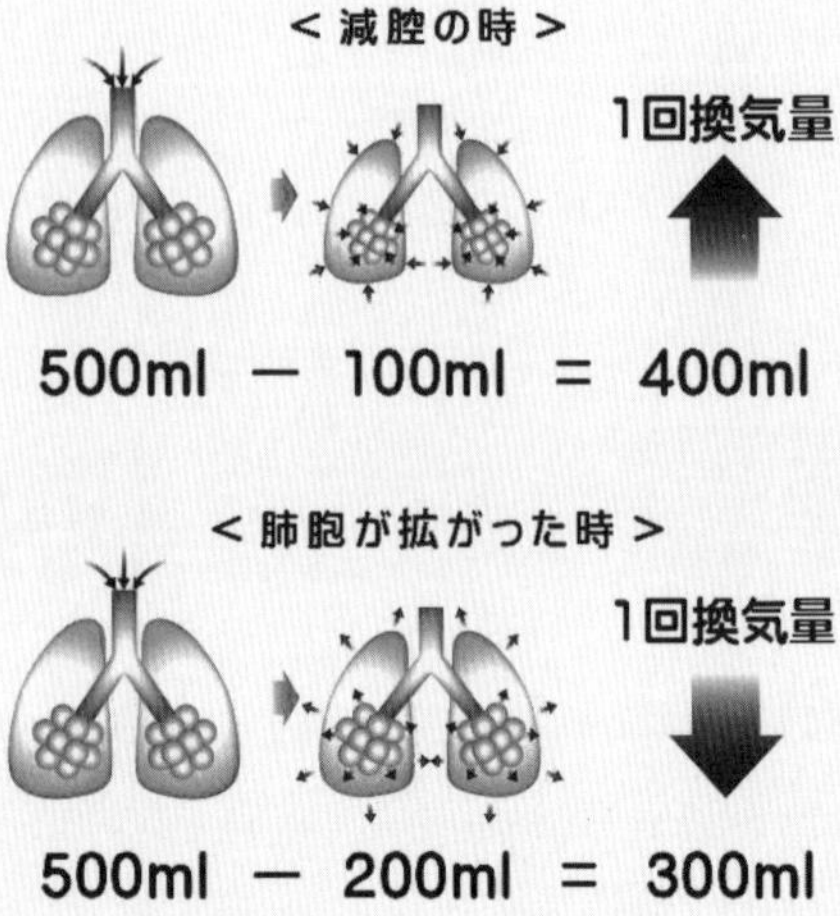

生理学的に説明すると、息を吐き切った時にも肺の中には空気が残っています。それを残気量と言います。背中を丸くして、巻き肩にした方が残気量は少なくなります。

でも、背すじを伸ばして胸を張っている状態だと、残気量は大きくなります。前に吸った空気が、まだ肺に残っていたら、新しい空気を吸うのに邪魔になりますよね。

背すじを伸ばして胸を張っている姿勢だと、はじめから肺の中に残っている空気の量が多いので、肺の拡がる容量が一緒ならば、一回換気量（一回の呼吸で肺の中に入ってくる空気の量）は、巻き肩で背中を丸めた方が肺にいっぱい空気が入ります。

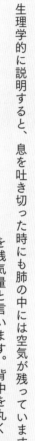

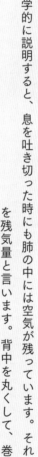

持久力の必要な一流のサッカー選手や、

肺活量の必要な一流選手の背中が丸いのにも納得がいきますよね。

背中を丸くすると内臓機能が上がる！

H　Yちゃんは、子どものころ、ご飯食べるときに背すじを伸ばしなさいって言われなかった？

Y　ちゃんと背すじを伸ばしてないと、食べたご飯がきちんと消化できないよって、言われていたかなぁ。

H　日本ではお腹をつぶしていると、内臓機能が落ちると勘違いされてきました。

Y　え？　勘違いなんですか？

H　胸腔（きょうくう）・腹腔（ふくくう）が狭まると、内臓同士がぶつかり合って内臓の機能が低下すると今でも思われていますね。だから「背すじを伸ばして胸を張って胸腔（きょうくう）・腹腔（ふくくう）を拡げて内臓機能を良くしましょう！」と言っています。

Y　いまだにご飯を食べるとき、つい「背すじ伸ばしておかなくちゃ」って思っていますね。

H　イタリア人は背中を丸めてリラックスして、食事をしています。背中も腰も背骨は後ろカーブです。

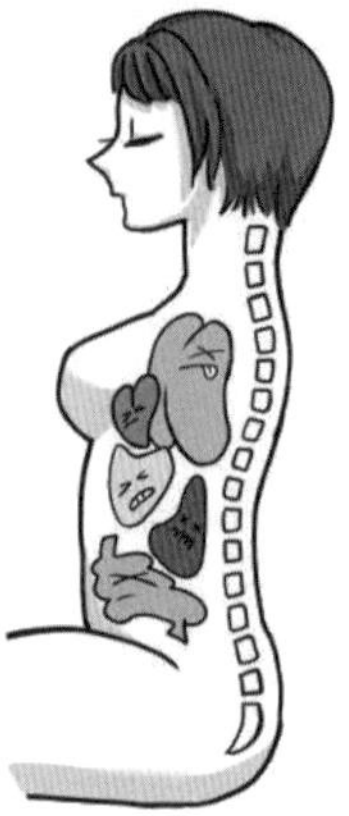

背すじを伸ばすと
内臓の連携が取れない

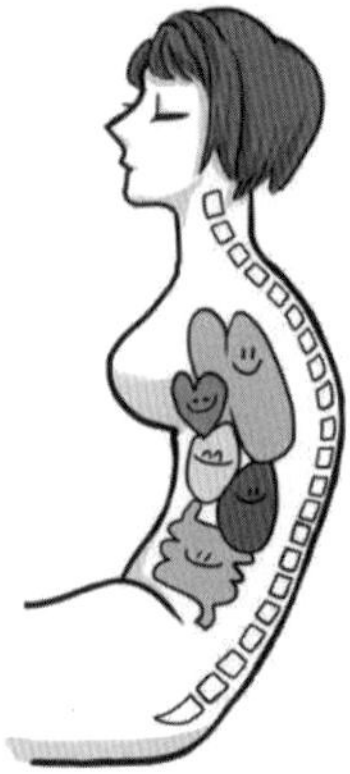

背中を丸くして
内臓がしっかり連携

パンダもゴリラも餌を食べるときには座って背中を丸くして食べていますよね。

Y たしかに自然にしていると、だいたい背中は曲がっているのに、頑張って伸ばそうとしていま す。

H そう、背中を丸くしてリラックスしたときの方が、副交感神経優位で内蔵への血流が良くなり、内臓機能がアップするって、体はわかっているからです。

Y 体は教えてくれているのに……、ですよね。

H 逆に背すじを伸ばして胸を張ると、交感神経優位になり、内臓への血流は低下し、内臓機能も落ちます。

Y 想像できます。

H 海外の医学哲学の教科書では、上半身の後ろは背骨で支え、前は内臓で体を支えると書いてあります。

Y 内臓で支えるんですか？

H 骨盤の上に石を積むように肋骨を置くと、自然と腹腔(ふくくう)はつぶれます。前かがみになるように内臓をつぶすのではなく、上半身の重みと重力を鉛直にお腹に載せる感じです。

Y はい。背骨を丸く意識すると、載せる感じにできますね。

H また、横隔膜は呼吸とともに上下しています。内臓は横隔膜の動きに連動してお腹の中で上下したり回旋しているのです。大腸（上行結腸や下行結腸）は横隔膜と連動して、深呼吸時には10センチも動くそうです。通常の呼吸でも3センチぐらいは動きます。

Y 横隔膜ってそんな仕事もしていたんですね。内臓どうしはくっつき合うくらい仲良しがいいんですね。

H 本来、座っているときは背中を丸くするのが自然であって、副交感神経優位な姿勢です。胸腔(きょうくう)・腹腔(ふくくう)に重力が載ることで内臓機能はアップすると、常識を書き変えましょう。

内臓はしっかりつぶした方が元気

胸腔(きょうくう)・腹腔(ふくくう)を拡げると、内臓の間にスペースが生まれ、横隔膜が上下しても内臓同士がぶつかり合い、刺激し合うことが少なくなり、内臓機能は低下します。また、内臓間にスペースができ過ぎると胃下垂などにもなりやすくなります。

だからしっかりお腹をつぶして、横隔膜の動きで内臓を刺激して、内臓機能をアップさせましょう。

お腹をつぶすと、内臓機能が低下すると勘違いされたのは立腰教育だけでなく、椎間板ヘルニアなどが原因だったのではないかとも思っています。

神経を圧迫すると痛みやしびれが出るので、内臓同士も圧迫されると、機能低下や病気になると勘違いされたからかもしれません。局所的な神経や血管の圧迫は機能低下を生みますが、生理的な臓器同士の圧迫は逆に刺激になり、内臓の機能をアップさせます。

背すじを伸ばすと全身の循環が悪くなる！

H 背すじを伸ばして胸を張ると、優位になる神経はなんでしょう？

Y 交感神経ですよね？　「闘争と逃走」の自律神経です。

H もう覚えてきましたね。交感神経優位になると、その緊張から内臓だけでなく皮膚への血流も悪くなります。だから交感神経優位だと、皮膚表面の血管が細くなり、ケンカしてケガしたときも出血が抑えられますよ。

Y その情報は誰に必要なのでしょう？　えっと、キックボクシングをやっている友達に言っておきましょうか。

H いいですね！　その分、闘争時は筋肉に血流が多くいきますしね。でも、そうでないときの緊張モードは内臓への血流量を低下させます。

Y それは……、闘争時ではないときは、交感神経にはお休みいただきたいですね。

H それから、背すじを伸ばして胸を張ると横隔膜の動きも悪くなります。

Y えっと、横隔膜はなんの仕事をしているんですか？

H けっこういい仕事してくれています。なのに構造的に、背すじを伸ばして胸を張ると、横隔膜は横に拡がり、ウエストにくびれがなくなって、呼吸をするときの横隔膜の上下する動きが小さくなってしまうんです。

Y ……、その動きが小さくなると、どうなるんですか？

H 横隔膜には大動脈、大静脈が貫通しています。心臓がポンプの機能として、血液を全身に循環させるように、横隔膜の上下の運動もポンプのような機能を持ち、心臓の手助けをしています。

Y ああ、第二の心臓なんですね！……、あれ？　第二の心臓は脚じゃなかったですか？

H 第二の心臓は脚と言われていますが、脚は歩いてないとポンプの役割を果たしません。でも、

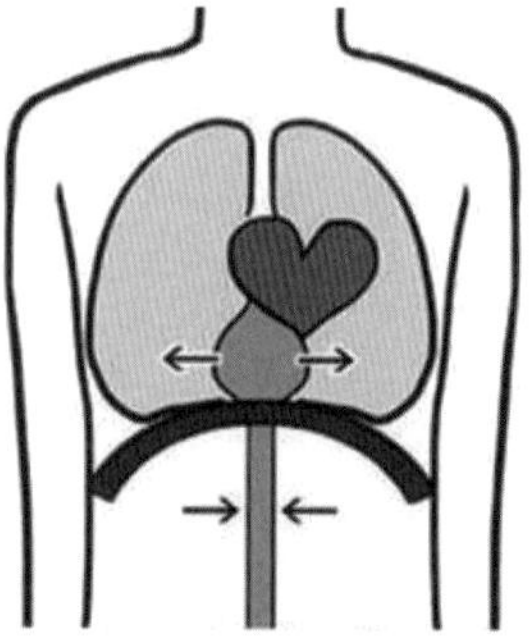

横隔膜が上がると
血液は心臓へ

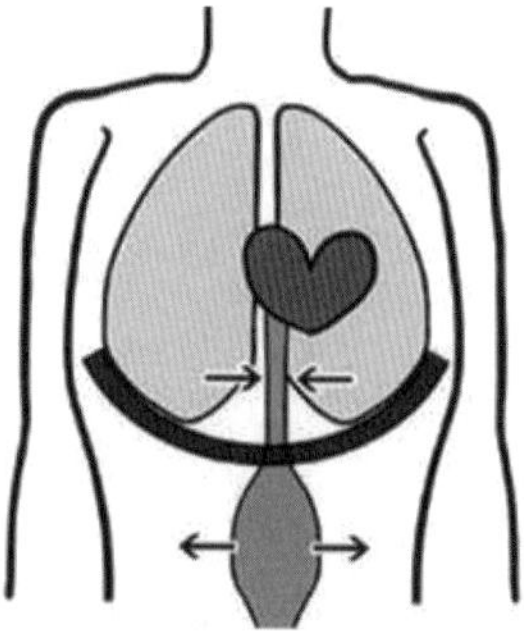

横隔膜が下がると
血液は内臓へ

横隔膜は呼吸をするたびに動きますので、寝ているときも、起きているときも、心臓のように血液を送るポンプの機能を手伝っています。

Y え〜！　知らなかった。優秀な横隔膜！

H そう、第二の心臓は脚ではなく、横隔膜なのです。

Y 横隔膜にもしっかり働いてもらうためにも、「背中は丸く」ですね。

H そう。そして、背中を丸くするとリンパ液の流れも良くなります。

Y リンパマッサージとか行っていますけど、なんだかそこにも美容のにおいが♡

H 何度も言いますが、背すじを伸ばして胸を張ると、腹腔・胸腔が広くなります。するとそこには余分なスペースが生まれ、そのスペースを埋めるために内臓脂肪がたまったり、内蔵がむくみやすくなったりします。

Y ええ〜！いらない、いらない。内臓脂肪もむくみもいらない！

H　また、腸に対する圧も下がるから、便秘になりやすかったりもします。（笑）

Y　美容に、ものすごくマイナス要素の多い背すじ伸ばしですね！

H　本当にいいことなしの姿勢なんですよ。しっかり知っておいてください。

Y　本当に、どうしてこれだけ体にマイナスな姿勢に、誰も気付いてなかったのか不思議です。

循環不良はまだまだある！

背すじを伸ばして胸を張ることで、胸腔・腹腔を拡げると、腹膜などの間質（内臓と内臓をつなぐ臓器）にも、リンパ液が溜まりむくみやすくなります。

内臓や間質がむくめば、全身のリンパも循環不良を起こします。

全身のリンパ液は、リンパ管を通して循環しますが、内蔵がむくむと、腹部のリンパ管が渋滞を起こして、全身のリンパの循環が悪くなり、顔や足がむくむ原因にもなります。

心臓の負担を減らし、リンパ液の循環を良くするためにも、脱力して、胸腔・腹腔をつぶしましょう。

『減腔（げんくう）』でアンチエイジング

H　丸い背中って、新陳代謝を向上させるんですよ。

Y　え？　新陳代謝って、体の中の古い細胞が新しい細胞に生まれ変わること……、ですよね。丸い背中とどうつながるんですか？

H　まず、新陳代謝は、私たちの体の中の全ての細胞で行われています。そして、新陳代謝を促進するには大量の酸素が必要になります。

Y　なるほど、人間が生きるのに酸素が必要なのは、そのためですよね。

H　そして、女性のみなさんが気になる「肌」はもちろんのこと、髪の毛や心臓、肝臓などの内臓から、骨、筋肉まで、新陳代謝により常に新しい細胞に入れ替わっています。

それぞれにそのスピードは違っていて、Yちゃんはそのスピードを知っているかな？

Y　新陳代謝の周期って、お肌は28日っていうのはよく美容雑誌とかでも出ていますよね。

H　そうそう。お肌の代謝も年齢とともに28日プラス年齢なんて言いますよね。若い人ほど新陳代謝の周期は短いです。

Y　若い人の方が、傷が治りやすいとか、そういうことですよね。

H　そうです。新陳代謝が良く、消費するエネルギーも高いと、汗をかきやすく、血行が非常に良くなります。

Y　やっぱり若さって大事ですよね！でも、もう戻らないものは追いかけてもむなしい……。

H　いえいえ、若さを追いかけましょう。

本書で述べている、背すじを伸ばし、胸を張っている人が、正しい丸い背中になったとき、最初に変わられるのが、呼吸が深くなり新陳代謝が良くなるというところなんです。

Y　え？　背中が丸くなると若返り効果があると⁉

H　それだけじゃないですよ。吸収したカロリーも消費されやすくなり、食べても太りにくい体質になります。

Y　なんですか⁉　すごく聞き流せないワードが今つらつらと……！

H　私のところに来られる患者さんで、最初に触診したときに手や肩が冷たかった人が、丸い背中に変わることで手が温かくなり、硬かった筋肉がやわらかくなっていきます。

これで脂肪を燃焼させる準備が整い、60日間で肌も筋肉も脂肪も新しい細胞に入れ替わります。老廃物がたまった細胞が若く新鮮な細胞に生まれ変わるのです。

Y　それは……、はやく丸い背中を手に入れたい！

H　詳しく説明すると、丸い背中にすることで『減腔（げんくう）』しています。お腹をしっかりつぶして内臓を刺激することが大事で、胸腔（きょうくう）をつぶすことで、酸素をしっかり取り込めるようになるからです。

人も自然も宇宙も同じ

年齢と共に胸腔・腹腔は膨張していきます。20代のころは華奢だった胸板が、男性みたいに胸板が厚くなっていませんか？それは胸腔が拡がり肋骨が拡がっていったからです。背すじを伸ばして胸を張ると、必然的に肋骨は拡がります。

そして、腹腔・胸腔は拡がり、スペースができます。そこに脂肪がたまったり内臓がむくむスペースをつくるのです。生物や宇宙も同じようなエイジングをたどります。

チューリップで例えると蕾のころは10代で、どんどん拡がっていき、一番きれいな開花時期が20代のころです。そこから花弁は拡がっていき中年の時期になります。

人間の肋骨で例えると、20代のころ肋骨は狭かったのですが、年齢とともに肋骨は拡がっていくのです。50代にも

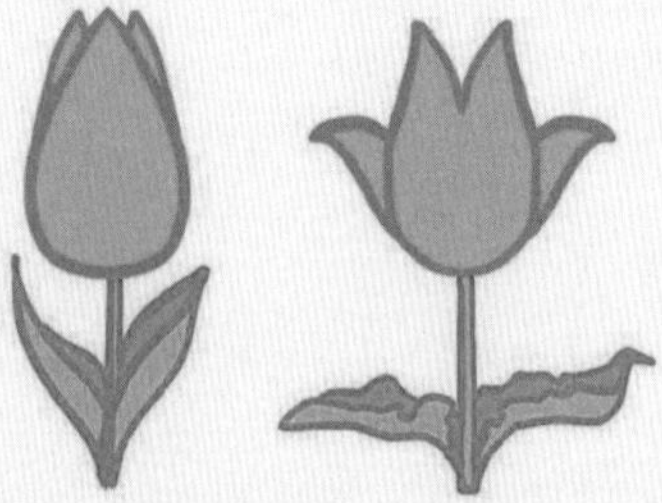

チューリップの花に例えると…

なれば20代のときはスリムだった肋骨も拡がってがっちりしていきます。

チューリップも拡がり過ぎると枯れて、最後は種だけが残ります。人間の拡がり過ぎだった肋骨も、死ぬ間際になると、痩せ細って、最後には死を迎え骸骨になります。

宇宙も同じく、銀河系は成長期に膨張していきます。拡がり過ぎるとビッグバンが起こり、爆発し銀河系は消滅しブラックホールになるでしょう。

最終的に人間は死ぬのですが、より健康に美しく生きるには、胸腔（きょうくう）・腹腔（ふくくう）を狭め『減腔（げんくう）』を意識する必要があります。『減腔（げんくう）』をすることでアンチエイジングと健康が保たれます。

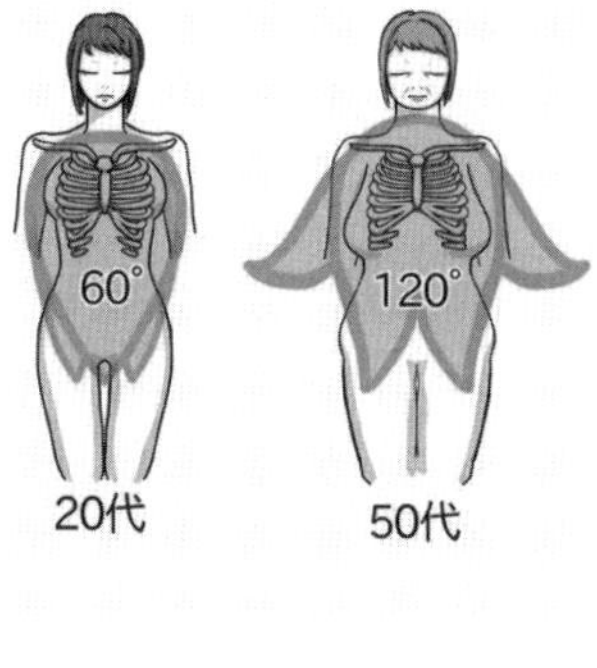

なぜ意識して、腔をつぶさないといけないのか？

Y 背中を丸くすると意識するようになって、もう背すじを伸ばそうとして頑張らなくていいんだなぁってラクになりました。

H それは良かった。ぜひまちがった常識から解放されてください。

Y でも、ただ力を抜いただけだと、私の背中……、丸くないですよね？

H 残念ながら、理想的な姿勢になるには日々の努力が必要です。なぜなら、背すじを伸ばして胸を張る姿勢も、子どものころから何年も言われ続けてできた姿勢ですから、それを反対に矯正してあげるには、どうしても時間がかかります。

Y なるほどそういうことか……。

H 私たちは、自然でも理想的な姿勢でもなく、まちがった姿勢を日々訓練してつくりました。そうではないと気付いたからと言って、すぐに直せるものでもありません。

Y 今まで長い間、続けてしまったことが悔しいなあ。

H そこを悔やんでも始まりません。今からまた、取り戻せばいいのです。

まずは腔(くう)をつぶしましょう。理想的な姿勢をつくるには、今までとは真逆の「背中を丸め、腔(くう)をつぶす」意識やエクササイズをしないといけません。

Y そのためのエクササイズを、堀先生はたくさん考案してくれているんですよね？

H　はい。4DSシリーズです。本書の10章に紹介していくので、ぜひ取り組んでみてください。
　大人になって気付いて、すぐに理想の姿勢になることは大変難しいですが、背中を丸めて、腟(くう)をつぶす意識を持つことで、あなたの健康も美も良い方向に向かいます。

Y　じゃあ、まずは基本姿勢から改善するために、今までやってきたヨガ教室でストレッチを……。

H　ちょっと待って！　今、世の中にあるヨガ教室のポーズやストレッチでは、ゆるめられません。
　よくある瞑想の姿勢は「背すじを伸ばして、そこから軽く脱力してください」って言われますよね。それではまだ背すじは伸びていて、脱力した姿勢もまだ腟(くう)が拡がり過ぎています。

Y　え？　ヨガの瞑想のポーズもですか？

H　その状態でも背骨はまだストレートスパインです。内臓の位置も高過ぎで異常です。

Y　異常なんですか？　今まで続けてきていたのに、かなりショックです。

H　通常のヨガの基本姿勢では、ストレートスパインで始まるから、すでに本来のS字カーブを失っているんです。

Y　そうだとしたら、やっぱり、私の体は本来の位置を忘れ過ぎていますよ。（泣）

H　それを思い出させるためにも、4DSヨガトレーナーを育てます！　忘れていたとしても教われば、いい。

脱力して、背中も丸くなり、首の骨の前カーブもできて腔は自然な状態だと、内臓の位置もやっと正常になります。

Y 背骨を丸くしようとすると、けっこう腹筋使いますか？　キツイかも……。

H そうですね、日本人は背中を丸くすることができないので、意識して腔をつぶさないと、内臓の位置も正常に戻せません。

脱力した背中の丸い状態から、筋力を使ってさらに丸くした状態で、背中の丸みが過剰になったときが、腔が狭まり過ぎた状態です。でも、現代の日本人の場合、腔を意識してつぶさないと理想の丸い背中になるのが難しいのが現状です。

Y ちょっと今は腹筋がきついですけど、ハリウッド女優の姿勢を手に入れるために！

H いいですね。手に入れましょう。ついでに、内臓を正常な位置に戻すことにつながります。

Y 一石なん鳥、手に入れられるかなぁ、楽しみです！

意識して腔をつぶして

テニスの錦織圭選手のような一流の日本のアスリートのリラックスしている状態が、正常な腔や背骨の形状です。錦織選手が筋力を使って腔をつぶすと内臓に負荷がかかります。それは、腔（くう）がつぶれ過ぎの状態になるからです。

でも一般の日本人はまちがった姿勢教育を受けていいます。背中を丸くできなくなっているので、錦織選手のような背中の丸さにできるようになるまで、意識して腔（くう）をつぶして内臓を正常な位置に戻したいですね。

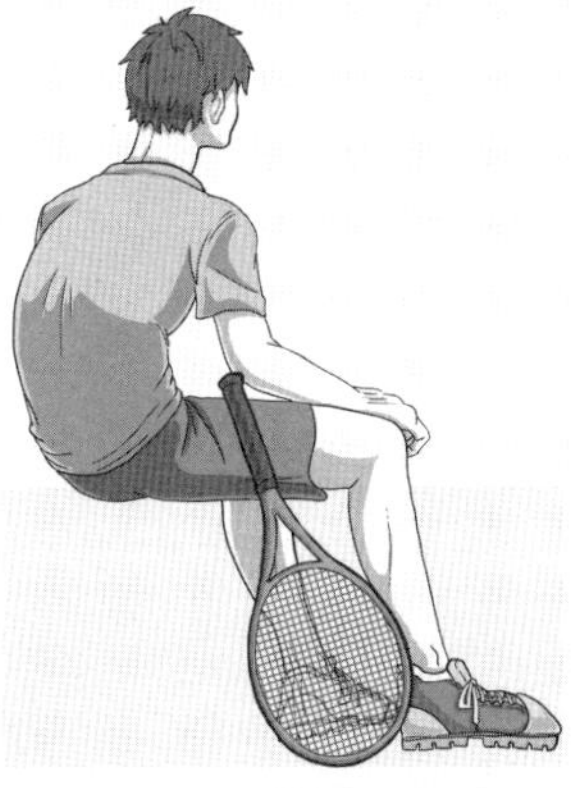

『減腔（げんくう）』で肺を柔軟に！

H　年齢を重ねていくと、こわい病気の一つに肺炎があります。現在の日本人の死因順位はガンにつづき肺炎はかなり上位です。

Y　そうですねぇ、超高齢社会になった日本は、とくに多くなっていますよね。でも、肺炎って老化も関係あるならどうしようもない病気ですよね。

H　そうでもありません。老化にあらがいましょう！

Y え？　肺の老化もあらがえるんですか？

H まず肺炎について説明すると、肺炎が起こる原因はウイルスや細菌による肺胞の炎症です。炎症が起こると腫れますよね。腫れると膨張します。そして十分な栄養が行かなくなり、肺細胞は死んで、繊維化します。それが、レントゲンに写る肺の白い部分です。

Y 肺胞細胞は、死んじゃうと繊維化して、それが白く写るんですね。

H 肺胞細胞が繊維化すると、硬くなります。だから、空気が入りにくくなります。それで、呼吸が苦しいという症状が出て、酸素が足りなくなり、酸欠状態から最悪死に至ります。

Y わぁ……、想像しただけで苦しくなってきた。

H ウイルスや細菌に感染したとき、炎症を防ぎ、無症状化するには……、肺の細胞を膨張させないようにすればいいのです！

Y ン？　何をおっしゃりたいのでしょうか？

H 私たちができる老化にあらがう方法であり、肺炎になりにくい肺をつくる方法！　それが『減腔（げんくう）』です！

Y おお！　なるほど、そこですね！

H しっかり息を吐き切ることが大事です。息を吐き切って、肺だけでなく、肋骨も狭めること。そうすれば、肺だけでなく肋骨にも柔軟性ができます。

Y それなら自分で手軽に実践できます！

H 今までは、呼吸法でも腟をつぶす概念がなかったので、体が慣れないと思いますが、前からも後ろからもつぶしながら息を吐き、そして自然に鼻から息を吸う。

Y これなら、先生の手技がなくても『減腟（げんくう）』できます！

H ご年配の方は、老化による肺胞の繊維化で、肺の粘弾性（やわらかさ）が失われ、腟をつぶすことが難しくなっています。

しかし！　今からでも遅くない！　腟をつぶして、息を吐き切り、肺の柔軟化に努めましょう！

Y そうですよね、人は生きている限り進化する！

H この『減腟（げんくう）』については「4DSヨガ」が優秀です。肺の『減腟（げんくう）』をメインとしたヨガで、肺胞の柔軟性を増し、肺の循環を良くするため、咳による肺胞のダメージを軽減し、肺が傷つきにくくなります。すなわち、肺の繊維化を防ぎます。

Y すごーい！『減腟（げんくう）』ってなんて優秀なんでしょう！

免疫力を上げて、細菌やウイルスとも共存しよう

咳やくしゃみは、体温を上げようとする人体の防衛本能です。咳やくしゃみをすると、咽

頭、鼻腔、肺に傷をつくります。そこに炎症が起こることで、さらに熱が出ます。傷がついて炎症が起こっている場所にウイルスが付着し化学反応を起こします。

さらにそれらは炎症を起こし、それを防ごうとし、体はかさぶたをつくります。これが「肺胞の繊維化」です。

4DSの哲学は菌やウイルスとの共存です！　ウイルスにまみれても発症する人としない人がいます。ウイルスと共存できる人を哲学的にも、機能、構造、生理学的にも育成します。

4DSでは物理学的にウイルス感染の症状が出る人と出ない人の差を解説します。

ウイルス感染の予防は簡単に言うと、体温を高めで維持することです。そう、体を冷やさないことです。くしゃみや咳をしないような体をつくることです。

咳やくしゃみは体を振動させ、体温を上げようとする自己免疫システムです。しかし、過剰に咳やくしゃみをすると肺やのどを痛めます。

自分にあった体を冷やさない方法を見つけると、いろんな菌やウイルスと共存しても症状が出ません。

私は腹巻です。私は腰やお腹が冷えるとすぐくしゃみが出て、し過ぎると発熱します。

ウイルス対策に『減腔（げんくう）』！　そして腹巻！　病気も進化する激動の時代を、自らの持つ力を底上げして、堂々と生き抜きましょう！

第7章

一流の人間はみんなねこ背

一流は脱力上手、背中が丸い

H 一流のスポーツ選手や、実業家、アーティスト、芸能人、勝負師は、みんな姿勢が悪いですよね。

Y ひどいですよ先生。一流って言っといて、姿勢悪いとか……。

H ここでいう「姿勢が悪い」とは、ねこ背とか行儀が悪いとか、脚を組む、巻き肩っていう、今までの一般常識でいうところの悪い姿勢ね。

Y ああ、そういうことですね。

H 私がこの本で推奨しているのはこの「行儀が悪い姿勢」です。ねこ背で脚を組んで、巻き肩の方が理想的な姿勢なのです。

Y でもなぜ、一流の人はみんな姿勢が悪いのですか？ 一般的には行儀が悪いと言われてしまうのに……。

H それは、一流だから人に媚びる必要がないからです！ 一流の人は、人間本来の自然な姿勢で生活しているということです。

Y 一流は「とらわれない」ということですね。

H 一般の人も家ではくつろいで、足を組んだり、ソファーに寝そべったりしていますよね。
その、脱力した「だらしない」と言われる姿勢が、肩こりや腰痛になりにくい健康的な姿勢だから、そうしたいのです。

Y　よっぽど「現代の姿勢の常識」に洗脳されていないと、家でも背すじを伸ばして、胸張って生活してないと思いますね。

H　人間は動物です。動物は本来、ラクな姿勢が好きですから。

Y　たしかに、無理してむだに頑張っている動物って、見たことないですね。

H　スポーツに限らず、多種の業界において一流の人は、周りに媚びを売らなくても、周りが認めてくれていて、サポートしてくれているので、良い印象を与えなくてもいいのです。もうすでに印象はいいのですから、自然体でいいのです。

Y　だから「一流は、だらしない姿勢」ってことですか？　ちょっと聞こえが悪いですが。

H　何度も言いますが、「だらしない姿勢」は理想的な姿勢です！

　では、この章では業種別に〝一流〟を見ていきましょう。

姿勢は上司と部下の関係にも見える

　緊張する場面といえば、就職の面談をするときですね。試験官の前で、背すじを伸ばし、胸を張りますよね。それは相手に好印象を与えたいからです。まちがっても、脚を組んだりはしませんよね。
面接でラフな感じで腕を組んだり、脚を組んだりしたら、通常採用されませんよね。なかなかのチャレンジャーです。
企業側は往々にして従順に働いてくれる「イエスマン」を求めています。背すじを伸ばして胸を張るという姿勢は、あなたに服従します。奴隷になりますという姿勢です。（4章参照）
社長は社員に媚びを売る必要がないので、脱力し、背中を丸くし、脚を組んだり、リラックスしています。ラクな姿勢をとるのです。

一流のアスリートは、みんな巻き肩のねこ背

Y 一流といえば、プロの世界で活躍するスポーツ選手はすごく背中が丸いですね。

H わかりやすいですよね。サッカーのメッシ、ネイマールがひきいるスペイン、バルセロナの数億円プレイヤー達は、みんな同じように巻き肩、ねこ背です。そして腹腔（ふくくう）・胸腔（きょうくう）をつぶしています。

Y チームで並んでインタビューのときも、みんなリラックスしているのか、ねこ背ですね。

H 正確に言うと〝ねこ背〟というのはまちがいで、日本の常識から見た姿勢だと〝ねこ背〟であって、彼らの背中の丸さは、実は理想的な丸さなんですけどね。巻き肩、丸い背中が理想であって、座っている姿勢では腰骨も後ろカーブが理想です。

Y それでですね?! 座っているとほんとに丸い！

H 以前、ハンカチ王子の斎藤佑樹選手が、不調の時にインタビューを受けていました。そのとき、椅子に座っていましたが、ピーンと背すじを伸ばして胸を張ってインタビューを受けていました。調子が悪いときは、少しでも好印象にと背すじが伸びるのです。

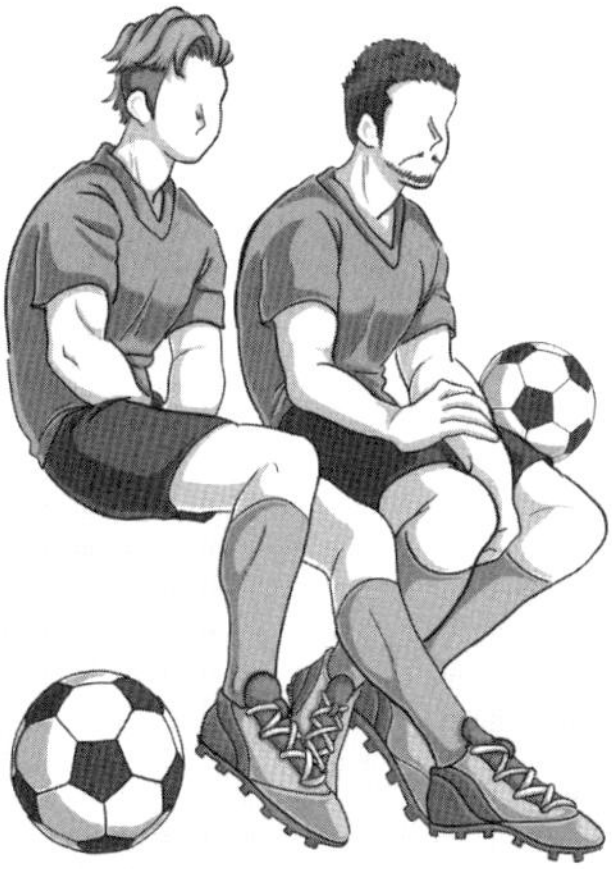

Y 日本人だからやってしまう心理状況ですよね。

H 逆に活躍している選手は、心にも余裕があるので、人にどう思われようとも気にせず、脱力した背中の丸い巻き肩でインタビューに応じます。

Y いい姿勢には心の健康も必要なんですね?!

H メンタルは影響しますよね。スポーツのパフォーマンスでは、どんなに緊張する場面でも脱力することが必要です。むだな力が入れば、パフォーマンスは低下します。

例えば、ゴルフの優勝争いの時など、パターでむだな力が加わると、通常ではしないようなミスを犯したりします。

Y その場面は、テレビで見ていても緊張しますけど、そこで脱力なんですね。

H ゴルフのレッスンなどを受けると、腕や肩の力を抜きなさいとか、皆さんよく注意されるでしょう。どんな状況下でも脱力する平常心がスポーツには必要なのです。

Y 一流になると、脱力具合まで違うのかもですね……。

H バレエや体操など、美しさを魅せる競技の選手は、競技のとき背すじを伸ばして胸を張っているイメージがあります。

Y たしかに見た目からは、競技中とてもピンとした姿勢の気がします。

H しかし一流選手は、競技以外の時は体に柔軟性があるためか、誰よりも背中が丸く脱力しています。

例えば、体操の内村選手は、インタビューしているときに声も脱力していますが、あそこまで、脱力して背中を丸くできる人はあまり見たことがありません。

Y ええー。そんなに注意して見てなかったですけど、さすが世界レベルってことかしら！

H また、世界のバレエダンサー熊川哲也さんも、生徒を指導するとき背中が丸く、ずっと足を組んでいます。一流は自然体なのです。

Y 熊川さんは、テレビで見ました！　手足が長くてリラックスポーズも様になるなぁと思って眺めていました。

H　しかし逆に、一般のバレエの先生は、常に背すじを伸ばし胸を張っているイメージがあり、自分の生徒にも、背すじを伸ばして胸を張るような姿勢指導をしている傾向にあります。
　私のところに来られるバレエの生徒さんのほとんどは、背骨にＳ字カーブのない、ストレートスパインの人ばかりです。

Y　治療院に来られているってことは、体を壊していますし、こまった指導ですよね。

H　一流のパフォーマー（ダンサー、体操選手）はオンとオフをしっかりできるので、二流以下の選手で、背すじを伸ばして胸を張っている選手と比べると、故障も少なくなります。

Y　なるほど、ただ気を付けているからではなくて、背中が丸いと故障しにくいわけですね。

H　一流のアスリートはどんな環境下でも結果を出しています。常に平常心でいることと脱力の大切さを知っているからです。
　本人たちは意識していないかもしれませんが、彼らは立っているときも座っているときも脱力した姿勢で、すなわち機能構造的にも理想的な姿勢で、いつでも最高のパフォーマンスが出せる状態にあります。

座ったときの丸い背中、腰骨は後ろカーブ

ねこ背というのは、日本の常識から見た姿勢で言うと悪く言われがちですが、一流と言われる彼らの背中の丸さは実に理想的な丸さです。

巻き肩、丸い背中が理想であって、座っている姿勢だと腰骨は後ろカーブが理想です。

一流選手の座り方を見てもらえば、座ったときの理想的な姿勢は腰骨の後ろカーブだと理解してもらえると思います。

また姿勢教育を受けてない子どもたちや外国人たちも、座るときの腰骨は後ろカーブです。

立っている時には骨盤を立てるので、腰骨は前カーブになりますが、座っている時は骨盤も後ろへ傾け、腰骨は後ろカーブにしましょう。

一流の政治家は、脱力して脚を組む

H 政治家のトップたちが、テレビで対談している映像を見たことがありますか？　そのとき、世界の政治家たちは、脱力してソファに深く腰掛けて、背中を丸くして、脚を組んでいますよね。

Y そうですね。なんかリッチな雰囲気の中でリラックスなのか、背すじを伸ばした対談は見たことないです（笑）

H しかし学校教育では「背すじを伸ばして、胸を張って！」とか、「脚を組んではいけません！」と教えられませんでしたか？

Y そうですよね。勉強する真面目なときの態度にふさわしくないと……、そう教わってきました。

H となると、矛盾を感じませんか？　見本となるべき日本のトップが、世界のトップとの対談で、脚を組んで脱力して座っている。良いのでしょうか？

Y そう言えば子どものころは、「偉い人は偉そうにしとかないと、いけないんだなぁ」なんて、その矛盾を納得させていましたけど。なぜ、学生や一般人は脚を組んで脱力した姿勢がダメなのか……、そこは疑問ですね。

H 背すじを伸ばすことが本当に健康に良いならば、偉い人も実践するはずです。また、脚を組むことが本当に体に悪いことならば、偉い人も脚を組まないはずです。

Y それはそうですよね。なんでそこは暗黙の了解なんでしょう?!

H 人は、背中を丸くして脚を組む方がラクで、人間本来の自然な姿勢なのです。

日本では学生や労働者は、姿勢の自由を奪われています。

Y ええ。またこわい事実が……。

H 若者や労働者が、政治家や偉い人の前で脚を組んで脱力して座っていたら、周りから偉そうだと怒られるでしょう。

Y 怒られるとわかっているから、そういう態度にならないよう気を付けていますよね。

H でも政治家は、人々の前やテレビ中継で、脚を組んで脱力した姿勢でも、なにも言われません。

Y たしかに。テレビ局なんて、わざわざ脱力できる椅子やソファをスタジオに用意されていますよね。

H 偉い人は脱力して脚を組んでも許され、下々の学生や労働者は、脱力して脚を組むことを許されない。それは、背すじを伸ばして胸を張る姿勢教育で、支配層の人たちが下々の人たちをコントロールしやすくするための策だからです。

Y コントロールしやすくなるんですか?!

H 背すじを伸ばして胸を張る姿勢は、脱力した姿勢より筋肉を余計に使うため、脳の血流を低

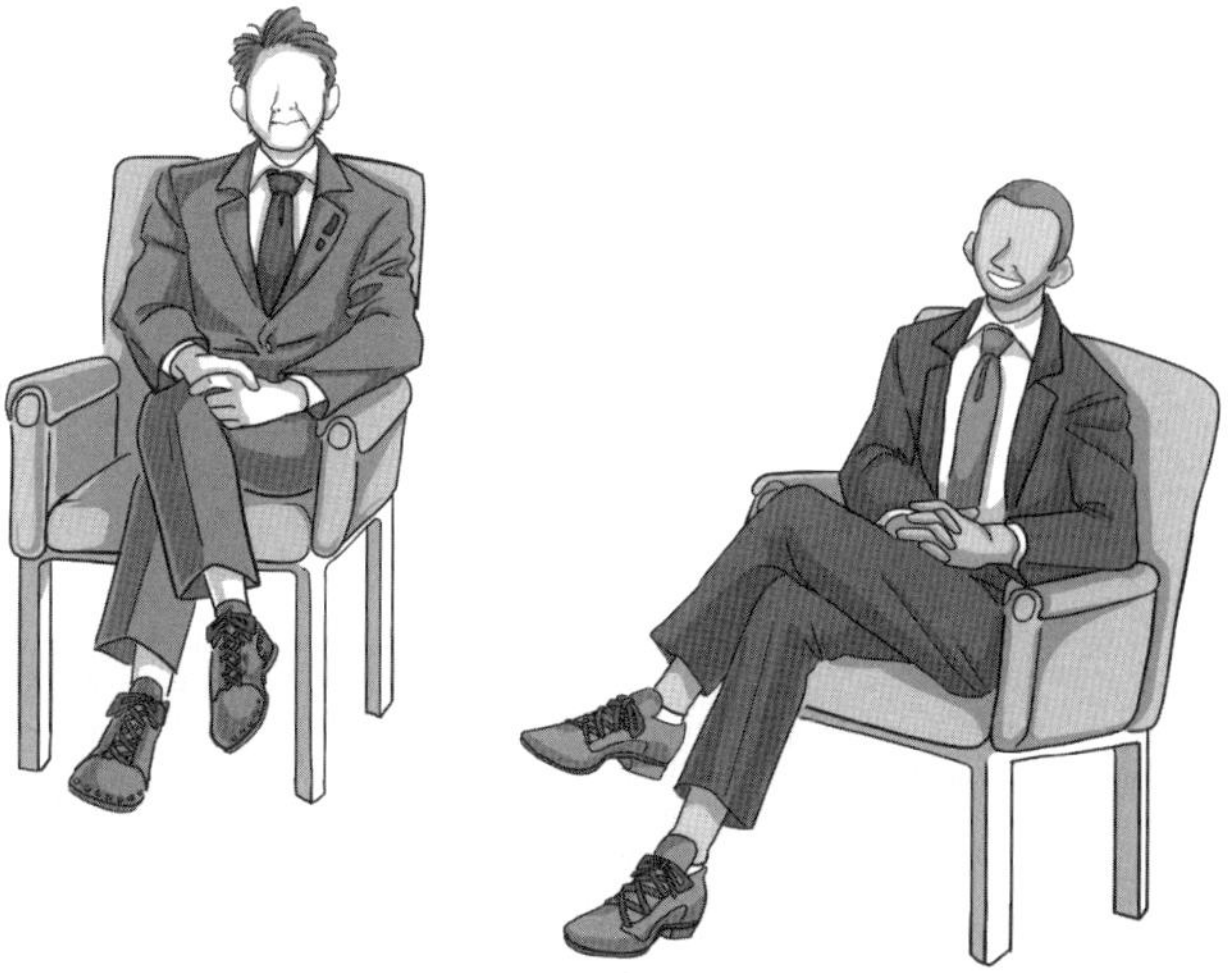

下させ、思考力……すなわち「考える力」を低下させます。
　軍隊の姿勢教育と一緒で、上に逆らえない、命令に従わせるための姿勢が「背すじを伸ばして胸を張る姿勢」です。下っ端は、背すじを伸ばして胸を張り、腔を拡げて交感神経優位にして、汗水たらして、働きなさいってことです。

Y　また堀先生……、えらい毒を吐いてますよ……。

H　世界のトップはみんな脚を組む！　脚を組まないのはお腹が大きい大統領ぐらい！　お腹が邪魔して脚を組むのが苦痛なんですよね。
　洗脳されている日本人は脚を組むことを良しとしていない。唯一トップの人間だけが脚を組むことが許されているのです。

Y　ええええ〜。なんだか、士農工商の身分制度はまだ続いていたのかとこわくなります。

H　だってそうでしょう。社長は脚を組んでもいいが、社員は脚を組んではいけません！　とか、面接のとき脚を組んで話したら、だいたい落とされるでしょう？

会社への忠誠心がない、組織の一員としては使いにくいと判断するからでしょう。

Y 疑問にすら思ってなかったから、混乱です！

H だから、常識にとらわれずラクな姿勢を追求しましょう！

本当は脚を組んでもいいのです

脚を組んだら仙腸関節が歪む？　根拠、証拠を見せてくれ！　強靭な靭帯で覆われた仙腸関節はめったに歪まない！

脚を組むことで腹腔をつぶすことができます。そうすれば、今まで話した原理で、『減腔』により内臓の機能がアップします。

一流は腔をつぶして、脱力し、好きなことばかりして生きています。一流のアスリートもミュージシャンも政治家も、実業家も腔をつぶして脱力しています。

常識にとらわれずラクな姿勢を追求しましょう。

一流の棋士、頭の良い人は脱力して背中が丸い

H 立腰教育では「仙骨を立て、背すじを伸ばし、胸を張ると、集中力が上がり頭も良くなる！」と言われています。

Y だから、学校でも背すじを伸ばすように言われるんですね。

H でも、実際に頭が良いと言われる人たちを観察すると、まったく真逆で、背中は丸く巻き肩で脱力しています。

Y 頭の良い人……？

H そう、例えば将棋の棋士。背すじを伸ばして次の一手を考えている風景はあまり見たことないですよね。みんな、背中を丸めて、前のめりで脱力しています。

Y あ、そうですね。テレビで見るひふみんとか、背すじ伸ばしてとか想像できない。

H 将棋棋士、若手のホープ藤井聡太君は、立っているときも何か頼りない感じで脱力していますす。筋肉に負担をかけない姿勢を身につけているから、脳への血流が良くなり、集中力も上がるのです。

Y え～？　なんか褒めているのか、けなしてるのかよくわかりませんけど、納得です。

H Yちゃん、考え事するときって、どんなポーズする？

Y えっと……。背中は丸めて、あごを支えるか、額に手を当てている？

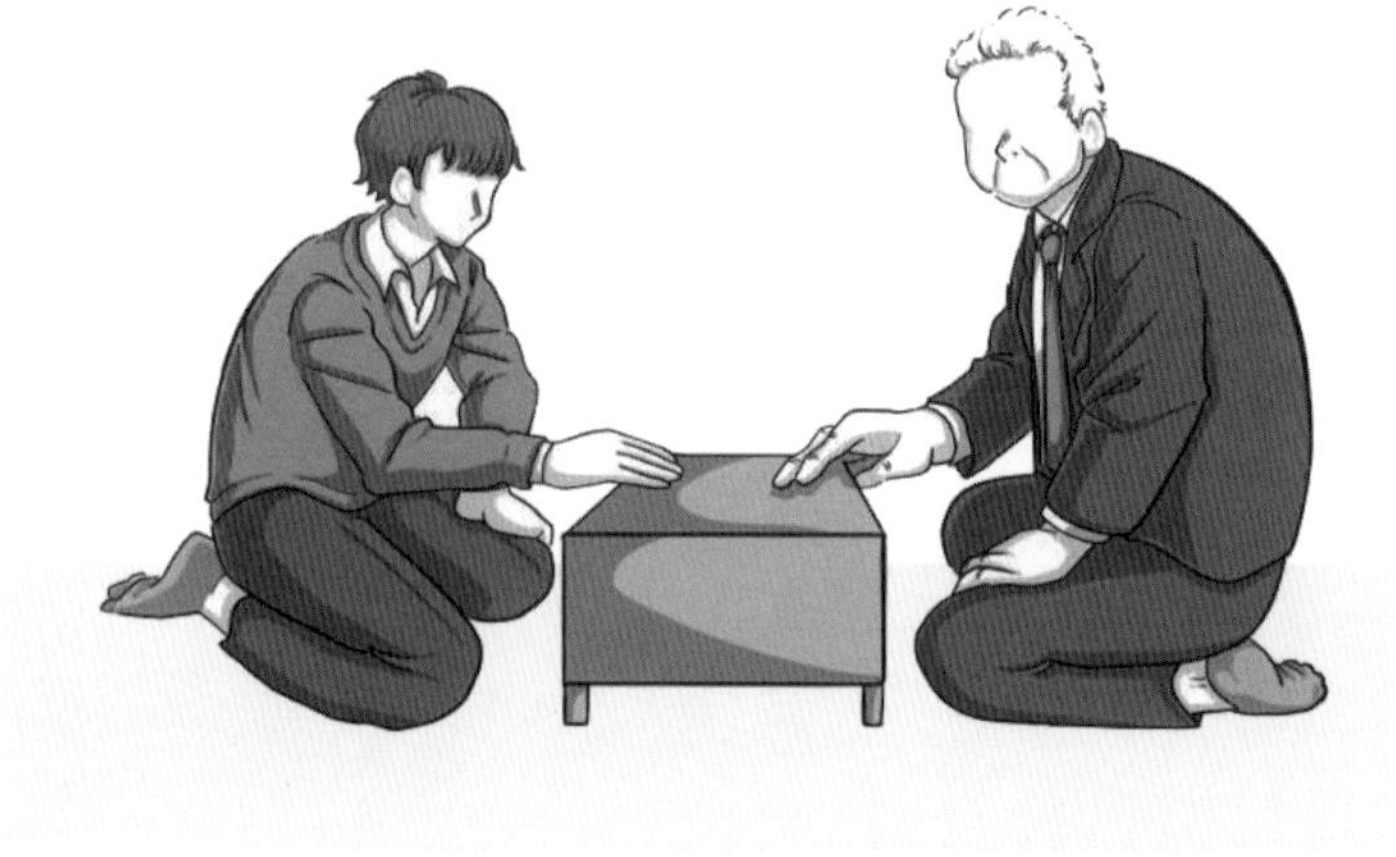

H 手で額を支えることで、首の筋肉への負担を減らし、脳への血流を良くしようとします。

Y あ、たしかに、首がラクですね！

H ドラマの古畑任三郎が、事件解決のために考え事をするとき、額に手を置いて歩きながら考えますよね。それも手を額に当てることで首を支え、脳への血流を良くする行動です。

Y あー。そう考えると、体ってすごい。姿勢って大事ですね。

H 子どもたちも集中してゲームするとき前かがみになります。でも、それが自然で正常なのです。背すじを伸ばして胸を張った状態は脳への血流を低下させ、集中できないのです。

Y 勉強も集中しているときは、前かがみになりたいですよね。

H 将棋のプロたちは背中を丸くして前傾姿勢で集中しているのに、ゲームをしている子どもたちが背中を丸くして前傾姿勢で集中していると、親たちは「姿勢が悪い！もっと背すじを伸ばしなさい！」と注意します。

Y そうですよね。そこは言われてきたし、言ってしまいそう。

H でも、それに従う素直な子どもたちは、確実に骨格に異常が出て、肩こりや腰痛を患います。ストレートスパインになったり、ストレートネックになります。

背すじを伸ばした姿勢の人は、首の骨の前カーブを失って、逆の後カーブで下を向くので筋肉に負担がかかり、肩こりや腰痛の原因をつくってしまいます。

Y 頑張って背すじ伸ばして、生きてきちゃったなあ。

H 人間本来の下を向く姿勢は、背中を丸くして、首の骨は前カーブを保ったままで、下を見て本を読んだり携帯を見たりします。（105ページ図参照）

しかし、医師や整体師も、教育者もその事実をわかっていないので、「背すじを伸ばせ！骨盤を立てろ！」という姿勢教育を、学校もマスコミもするのです。

Y もうこれは、頭が悪いのは姿勢のせい?!

H 集中力が上がる、脳の血流が上がる姿勢は脱力した背中の丸い姿勢なのです！

頭のいい子を育てたいなら、プロ棋士の一流の姿勢に習って、親はよけいな姿勢指導をしないことです。

Y 子どもたちのためだけでなく、未来のためにも、歴史を変えなくては！

ロダンの「考える人」

ロダンの〝考える人〟の銅像も背中を丸め、あごに手を当て、頭を支えて座っていますよね。

以前、ロダンの「考える人」の像の姿勢を、テレビのコマーシャルに使って「肩こり、腰痛のイメージ」にしていますが、あの丸い背中で前傾の姿勢は、逆に肩こりや腰痛になりにくいのです。

特に、前傾した体の重みも手で支えているので、なおさら筋肉に負担のかからない姿勢なのです。だからその分、脳への血流が良くなり、考える力、集中力が増します。

逆に背すじを伸ばして胸を張ると、筋肉に負担がかかり、脳への血流が低下します。

良くできた正しい姿勢を悪い姿勢に思い込ませてしまう、まちがった常識は、終わりにしないといけません。

第8章

姿勢教育が日本の子どもをダメにする

起立！　気を付け！　礼！　の教育が子どもをダメにする

H　起立！　気を付け！　礼！

Y　え?!　なんですか、つい立っちゃったじゃないですか！

H　条件反射的に体が覚えていますよね。日本では学校で授業が始まるとき「起立！　気を付け！　礼！」で始まります。長年この習慣に慣れていると、なんの違和感も感じません。

Y　たしかに、違和感なく立ってしまうし、背すじがピーンになっちゃいますね。

H　私はアメリカの大学留学後に柔道整復の学校に行きました。そのとき、この授業の始まり方「起立！　気を付け！　礼！」にすごく違和感を覚えました。

Y　え？　日本にいるときは、やっていたんですよね？

H　環境ってこわいですね。当たり前になっちゃってる。

アメリカでの教授は「みんな、始めるぞ」で授業が始まります。それに慣れていた私は「あれ？　ここって軍隊だったっけ？」って思いました。

Y　……、軍隊教育？

H　そうなんです！　日本の体育の授業では、「前にならえ！　右向け右！　休め！」ですよね。

これって本当に軍隊教育でしょう。

Y　休むことまで指示されていますね……、あらためて考えるとこわい……。

H　こわいことですよ。昔の「気を付け！」は背すじを伸ばして手をピーンと伸ばして、脚の横にピタッとつけていましたよね。それが最近の小学校の「気を付け！」は手を後ろで組んで、腰を反らす姿勢をします。

Y　そんな「気を付け！」の形になっているんですか⁉

H　やめてほしい……、そんなことをしたら反り腰になります！　これは腰痛の原因をつくるんです！

Y　ほんとですよ、まだ骨や関節のやわらかい子どもに、こんな姿勢のクセを付けたらヤバいですよ！

H　いつかのマスコミで騒がれたM学園事件の幼稚園では、「教育勅語（ちょくご）」を幼稚園児に暗記させていたのを見ました！　私は恐怖で鳥肌が立ちました！

Y　こわーい！

H　最近の小学校では、新たな姿勢教育がされているようです。「グーピタピン！」って、知ってます？

Y　え？　なに、ピーターパン？

H　ちがう、ちがう。恐ろしい呪文です！

「グー」→机と腹の間を拳一つ分開ける。
「ピタ」→床に足をピタッとつける。
「ピン」→背すじをピンと伸ばす。

なんてことが教育されているんです！

Y それはまた……、新しく子どもを縛っていますね。

H 学校によって言い方がちがう場合もありますが、特に熱心な先生ほど姿勢教育をする傾向にあるようです。

しかしそれは、逆に子どもたちの自然な姿勢を崩し、ストレートスパインの悪い姿勢をつくっています。学校の先生たちは姿勢の専門家でないですから気付かないのかもしれませんが、だからこわいのです。

下の写真を見てください。まちがった姿勢教育を受けている幼稚園児です。

左の写真A、矯正前は前傾姿勢で、胸を張っている。縦の重心線が頭の後ろを通っている。

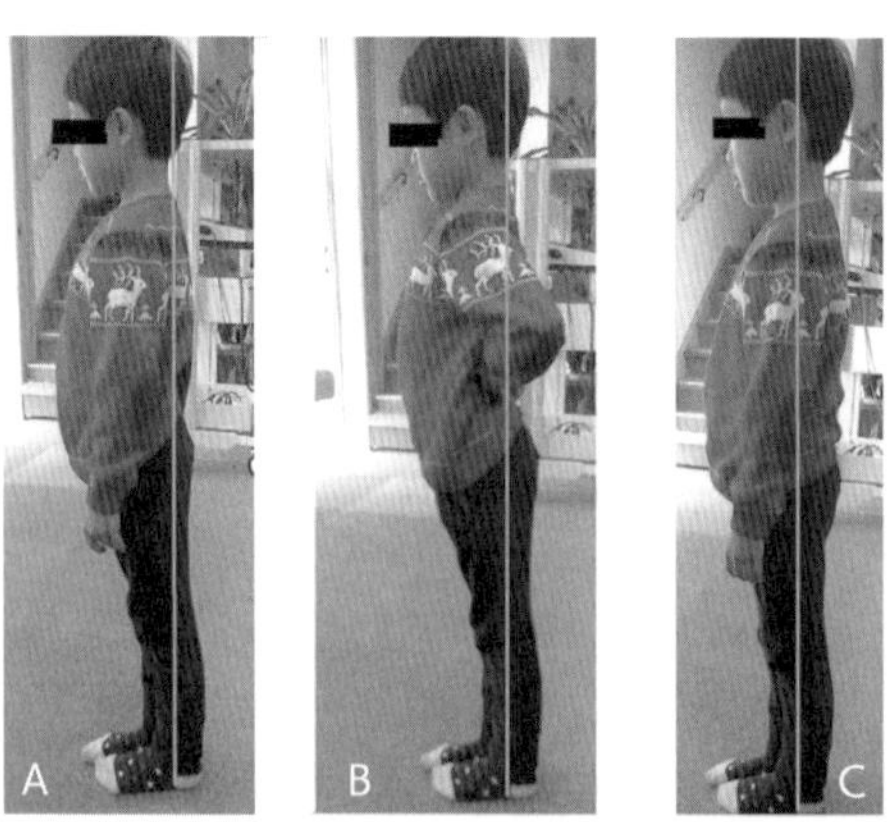

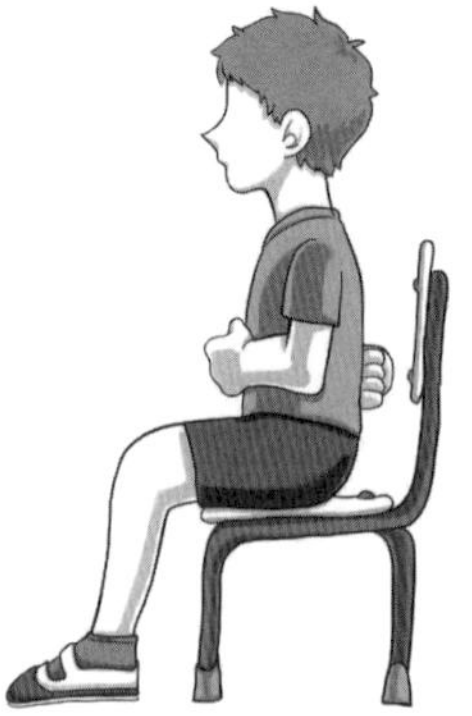

グーピタピンの姿勢

真ん中の写真B、最近の気を付けの姿勢

右の写真C、矯正後　縦の重心線が耳の穴を通っている。前傾姿勢が消失。

Y　さすが、身体がやわらかいから？　矯正で直るのも早いんですね。

H　幼稚園や小学校の軍隊教育のような姿勢教育が「胸を張って背すじを伸ばす姿勢」をつくり、前傾姿勢、ストレートスパイン、ストレートネックをつくっています。

日本人の肩こりや腰痛の一番の原因を幼稚園と小学校でつくっています。

Y　ちょっとこれは、これは……。これでいいのか、日本?!

日本の姿勢教育の姿

姿勢教育アドバイザー、姿勢教育指導士など、背すじを伸ばすことが「正しい姿勢」だと、指導するための人が多く養成され、それをだれも疑うことのない時代に、今私たちは生きています。この姿勢が、多くの体の問題をつくっているということが事実だとしたら、どれほど恐ろしいか想像できますか？

時代は少子化も手伝って、子どもたちへの関心が高まり、体を壊すための姿勢矯正はエスカレートしています。〝soft killing（ソフトキリング）〟でゆっくりとしか自覚でき

なかった症状が、頭角を現してきました。
未来を担う子どもたちが、正しく健康に成長できる環境をつくるためにも、姿勢革命を起こさなくてはならないのです。

幼稚園児が頭痛や肩こり?!

H 最近、うちの整体院の患者さんに、幼稚園児とか子どもたちの来院が増えているんですよね。腰痛や肩こり、ひざ痛、頭痛などでね。

Y え? そんな小さい子どもなら、転んだとか、ぶつかったとかではなくてですか?

H そうなんです。痛み方は大人と同じ慢性痛です。

Y 慢性痛って……、肉体労働やデスクワークしているわけでもないのに、ですか?

H そう思うでしょう? 大人も子どもも、慢性痛を持つ人たちに共通していることは「背すじを伸ばして胸を張った姿勢」です。

Y ?! ……なんてことでしょう。

H 「なんてことでしょう」ですよ! まだ生まれて人生数年しか生きてない幼稚園児が、背骨にS字カーブがなく、ストレートスパイン、ストレートネック、反り腰とか、最悪の姿勢なのです。

Y それは、おどろきました。そして、とてもショックです！

H 私も正直、怒りを覚えます。

　そういった症状をうったえる子どもの共通点は、園が熱心に姿勢教育をされています。公立の園より、私立の園の方が多いようです。「うちの幼稚園は、こんなに熱心に姿勢教育をしていますよ！」というのをアピールしているのでしょうね。

Y 結局は預ける側の大人も、それが正しいと思っているからですよね。「ぜひその教育を受けさせたい」と思うということですよね。

H 朝礼のときに園児の姿勢をチェックして、一人一人の背中をさすって背すじを伸ばすように促しているそうです。

Y その光景は、かんたんに想像できますけど……、堀先生のお話聞いた後だと、ホラー映画の予告並みにゾッとします。

H そうなんです。良い方向への姿勢指導ならいいのですが、背すじを伸ばすストレートスパインになる方向への指導なんです。

　真面目な子どもほど、その姿勢指導に従ってストレートスパインになり、いろんな症状が現れます。

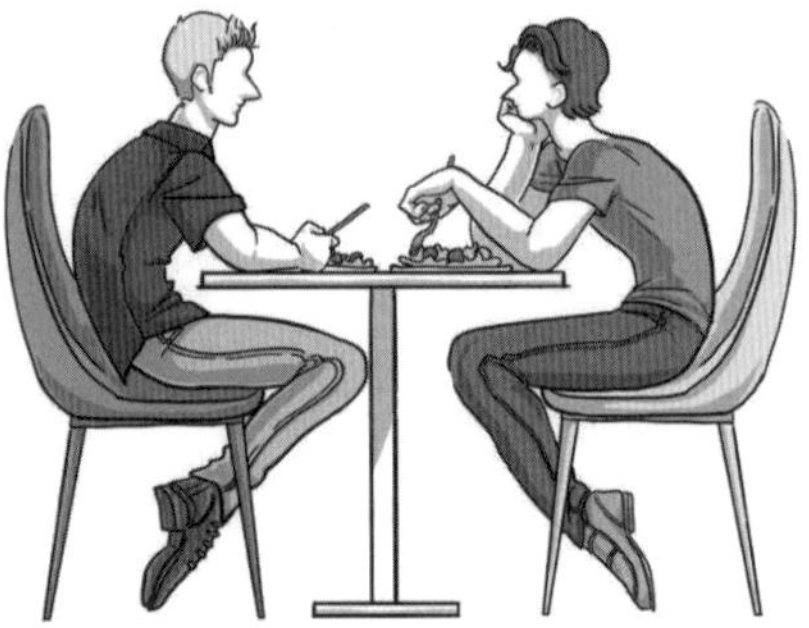

イタリア人の食卓風景

Y せつないなぁ……。頑張っているのが想像できて、よけいにせつない。

H 幼稚園児に立腰教育は必要ありません！　大人もですけど。

Y 生まれたときのままの、背骨のS字カーブを大事にしてほしいなぁ。

H イタリア人の姿勢教育を真似てほしいですね。イタリアのお母さんは子どもの教育に厳しく口うるさいので有名です。姿勢も厳しく躾（しつけ）をします。

Y え？　イタリアですか。よく考えたらそんな情報を知る機会がないですね。

H たとえば、テレビを見ているときやゲームをするとき、食事のときなども相当厳しく注意します。日本と違うところは、イタリアでは「正しい姿勢がなにか」を伝統的に知っていることです。

Y じゃあ、国の常識として知られているってことですかね。

H そうです。子どもがテレビを見ているときに顔を突き出し、前のめりになっていれば、『ナチュラレ』と子どもを叱ります。これは「自然になれ」という意味です。

前に頭を垂れ過ぎていると『ノルマーレ』と叱ります。直訳すると『普通にしなさい』です。つまり正しい姿勢を知っています。

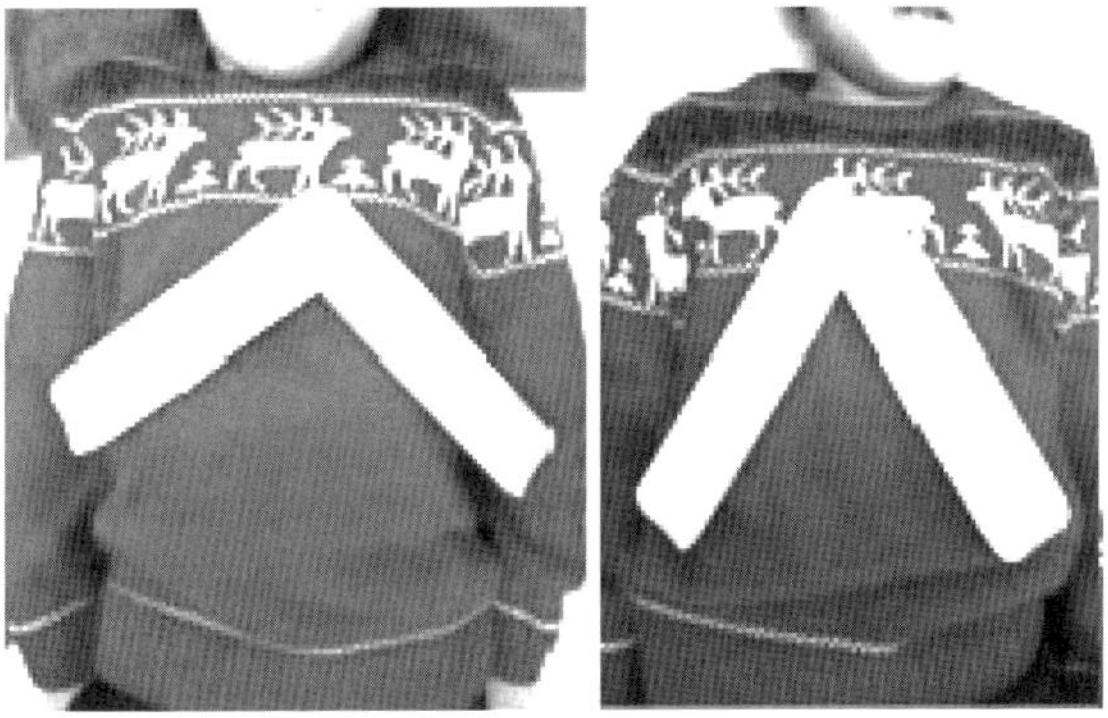

左：背すじを伸ばして胸を張った姿勢では肩が上がり首が上がり、胸腔、腹腔が拡がり肋骨下角が拡がっている。
右：減腔で肋骨下角が狭まり、肩こりや頭痛が軽減する。

Y　でも、「普通にしなさい」って指示もビミョウですよ……。

H　じゃあ、逆に胸を張って、背すじを伸ばしているときはどうでしょう。『ノルマール ナチュラレ』『ノー イレクト』と注意します。『イレクト』を直訳すると「立ち過ぎだ」という意味です。『背すじを伸ばし過ぎだ！ 胸を張り過ぎだ！』ということです。背すじを伸ばせ、胸を張れという注意は無いようです。

Y　なるほど納得！ 「ノー イレクト！」日本ではそんな注意聞いたことないし、想像もできないですね。

H　イタリアでは、背すじを伸ばし、胸を張ることは不自然であり、子どもの体のために良くないことを昔から知っています。イタリア人は、自然体が健康的で美しいことを伝統的に受け継いでいます。

Y せっかくの我が子への愛や、教え子への愛が、姿勢の常識がまちがっているために歪んでしまうのは、もったいないことです！　姿勢革命は、まず子どもの環境からですね！

幼い子どもに、慢性痛の時代

私たち昭和の世代には想像できないほどの、慢性痛を訴える児童が増えています。少子化で子どもを監視する目が増えたこともあるのでしょうか、真面目な児童ほど、大人の言うことを聞いて、背すじを伸ばして胸を張り、叱られないように努力します。

その結果、どんどんエスカレートする姿勢教育で、反り腰やストレートスパインをつくり出し、やわらかい骨や関節をまちがった方向に矯正しています。

整形外科や内科では、おそらくこの痛みの原因を突き止めることはできないでしょう。まちがった常識の恐ろしさは、子どもたちの未来をもゆがめてしまう現状であることに、誰も気付いていないことです。

ラジオ体操は体に悪い?!

H 適度に体を動かせて、安全で老若男女だれもができる運動と言えば、ラジオ体操ですよね。

Y 夏休みの朝は、小学生たちが近くの公園に集まって朝からとか、おじいちゃんおばあちゃんも、ゲートボールの前に準備運動でとか、広く愛されていますよね。

H そんな体操が体に悪影響を与えているとは、だれも思わないでしょうね。

Y は?!　ラジオ体操は体に悪いんですか?!

H だって、伸ばす方向や腔を拡げる方向ばかりで、胸腔を狭める運動がない。

Y え?　一応前かがみになったり、腕をクロスしたりしているから、狭めてないですか?

H たしかに、前屈運動はお腹部分の腹腔は狭めますね。でも腕をクロスさせる運動は、胸腔を全く狭めず腕だけが動いています。

Y あー、そう言われると、胸は張ったままだからか……。

H その結果、ラジオ体操をした後は胸腔が拡がり、体のバランスが悪くなります。

Y えええ?!　バランスが悪くなるんですか?!

H 実際にラジオ体操をした後、筋力検査をすると……。Yちゃん、ラジオ体操の深呼吸やってみて。

Y はい。こうですか?

H では、筋力検査しますよ。……ほら。

Y ええええ～?!　グラグラになっちゃう！　カルチャーショックです！　小さい頃から頑張ってやっていたのに～！

〈この、ラジオ体操の深呼吸をすると筋力バランスが崩れるのを試した動画は、ブログにもアップしています〉

H 今のでわかったように、バランスがすべての方向で悪くなります。

すなわちラジオ体操をすると、胸腔が拡がって、転びやすくなるのです。だから、ラジオ体操は安全だと思われがちですが、実はご年配の方には危険な体操なのです。

Y バランスが悪くなるってことは、そういうことですよね……。

H 子どもたちは遊びの中でいろんな動きをするので、自然に『減腔』でき、そんなに影響はありません。

Y なるほど……。ここでも若さってすごい！

H そもそもラジオ体操は、腔を拡げるのがいいとされる立腰教育が基本の姿勢として、昭和3年に生まれました。

Y ずいぶん歴史ある体操ですよね。

H あの当時は運動中には水を飲むなと言われていた時代です。つまり、運動学も栄養学も何も知らない人たちがつくった体操です。

そういう体操をいまだに日本では重宝して採用しています。

Y また、日本人はかわいそう～的な発言していますよー。

H だって、ラジオ体操は転倒しやすくなるだけでなく、腔(くう)が拡がり、呼吸が浅くなり老化を促進しますからね。体にいいと思ってやっている人には早く教えてあげたい！

Y たしかに……、知らないままはかわいそうな気がしてきました。

ラジオ体操の副作用の予防法?!

健康法として、これだけラジオ体操が浸透している日本では、職場でラジオ体操の時間が設けてあるとか、しないといけない環境にいる人はいらっしゃると思います。そうした場合の副作用の予防法は……。

ラジオ体操の後に「しこを踏む」と、体のバランスが良くなります。ラジオ体操は上に伸び上がる運動が多いので、自分1人で最後にしこを踏むことをおすすめます。

または「4DSヨガ」の「Xのポーズ」で深呼吸をすると、これでも整います。

第9章

新常識の姿勢になるための意識の仕方

理想的な姿勢のつくり方

Y もう終盤になってきましたし、理想の姿勢になるためのコツを教えてください！

H いろんな角度からお話しましたが、理想的な姿勢をつくるのに一番重要なのは「前傾姿勢」を改善することです。

Y 「前傾姿勢」をですか？　それなら、自分でも確認しながら改善できそうですね。

H 人間の体は、だれしも多少は歪んでいます。そして、正面からの歪みの矯正よりも、側面からの歪みを矯正するほうが、肩こりや腰痛、いろんな症状の改善に有効的です。

Y じゃあ、鏡に映すのは横向きの自分ですね。

H 正面の歪みは、体がバランスをとるために自然と歪んでいることが多いです。

しかし、側面の歪みは「背すじを伸ばして、胸を張る」の姿勢教育によって人工的に歪んでいることが多いのです。

Y たしかに、背すじピーンは横から見た姿勢に影響大です。

H ここではわかりやすく、側面から見た姿勢の改善法を紹介しますね。最初に言った前傾姿勢の改善のための「鉛直な姿勢」を目指します。

左のイラストを見てください。鉛直な姿勢とは、①くるぶし　②大転子　③肩峰　④耳の穴この4点を地面から鉛直に置くように立ちます。この点を結んだ線を重心線と言い、この重心線より体が前になっている姿勢は前傾姿勢です。

Y　その重心線とやらを見たい場合、どうやったらいいですか？

H　くるぶしのちょっと前あたりから鉛直レーザー光線を使うといいけど、一般家庭にはないので、横向きの全身写真を撮って確認するのがおススメです。

Y　それだと1人でも確認できますね。

H　最近は姿勢を確認できるアプリもありますし、2人で見るなら、姿見の鏡で見れば、重りのついた糸を垂らして貼り付けて、鉛直の線（重心線）から、どこが歪んでいるのか確認でき

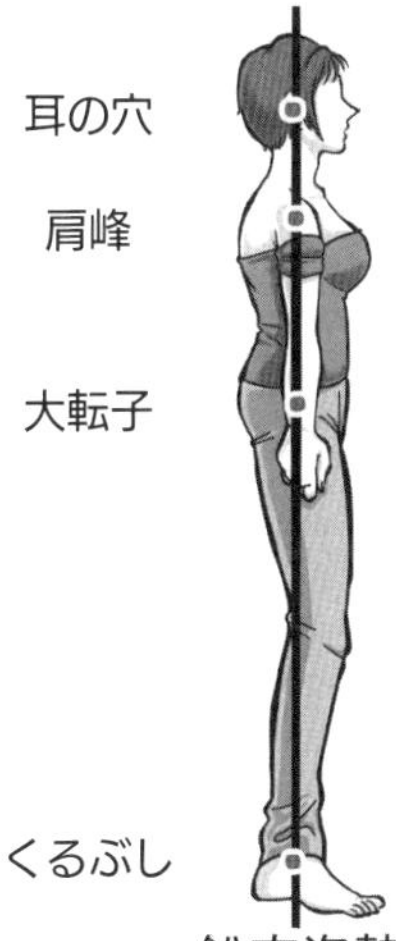

鉛直姿勢

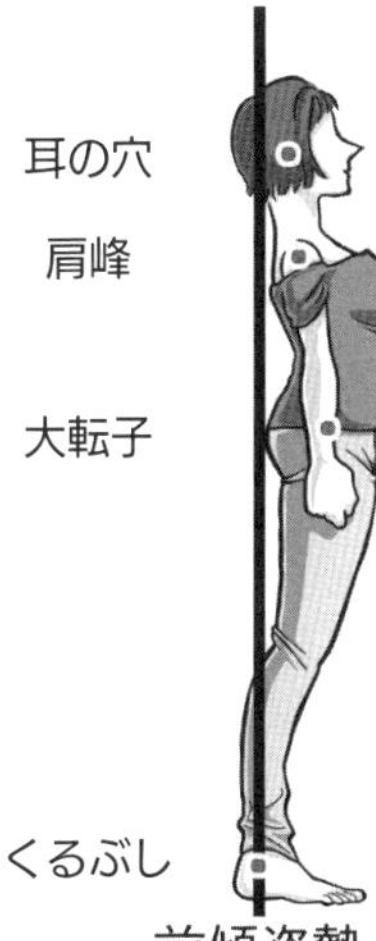

前傾姿勢

ます。

骨盤がズレているのか、肩の中心がズレているのか、耳の穴がズレているのかを見てください。

Y やってみると、ずいぶん重心線を無視した姿勢で立っていることは確認できました（笑）

H 次に、ズレを確認してからの動作ですが、まず、骨盤が重心線より前に位置している場合。**（イラスト①）** 足指を使い、体全体の重心を後ろに移動する気持ちで、骨盤を正常な位置に移動させてみましょう。このとき多くの人が上体を前に曲げたがるのですが、骨盤の位置を維持しながら上体を起こしてください。

Y なんだかバランス悪いですね〜。

H このときは、胸を張り過ぎることがあるのですが、左右の下部肋骨のつくる面が、地面に対して垂直になるように誘導します。**（イラスト②）**

Y 肋骨の位置は、こんなに後ろなんですね?!

H そうですね、肋骨の本来の位置ですが、日本人には慣れない位置かもしれません。

そしてここから、骨盤と肋骨を理想的な位置に置いたまま、次は頭の位置ですね。顔が前にいっちゃう人が多いので、顔を後方に移動させます。**（イラスト③）**

Y 小顔効果ですよね。遠近法を含めた！（73ページ参照）

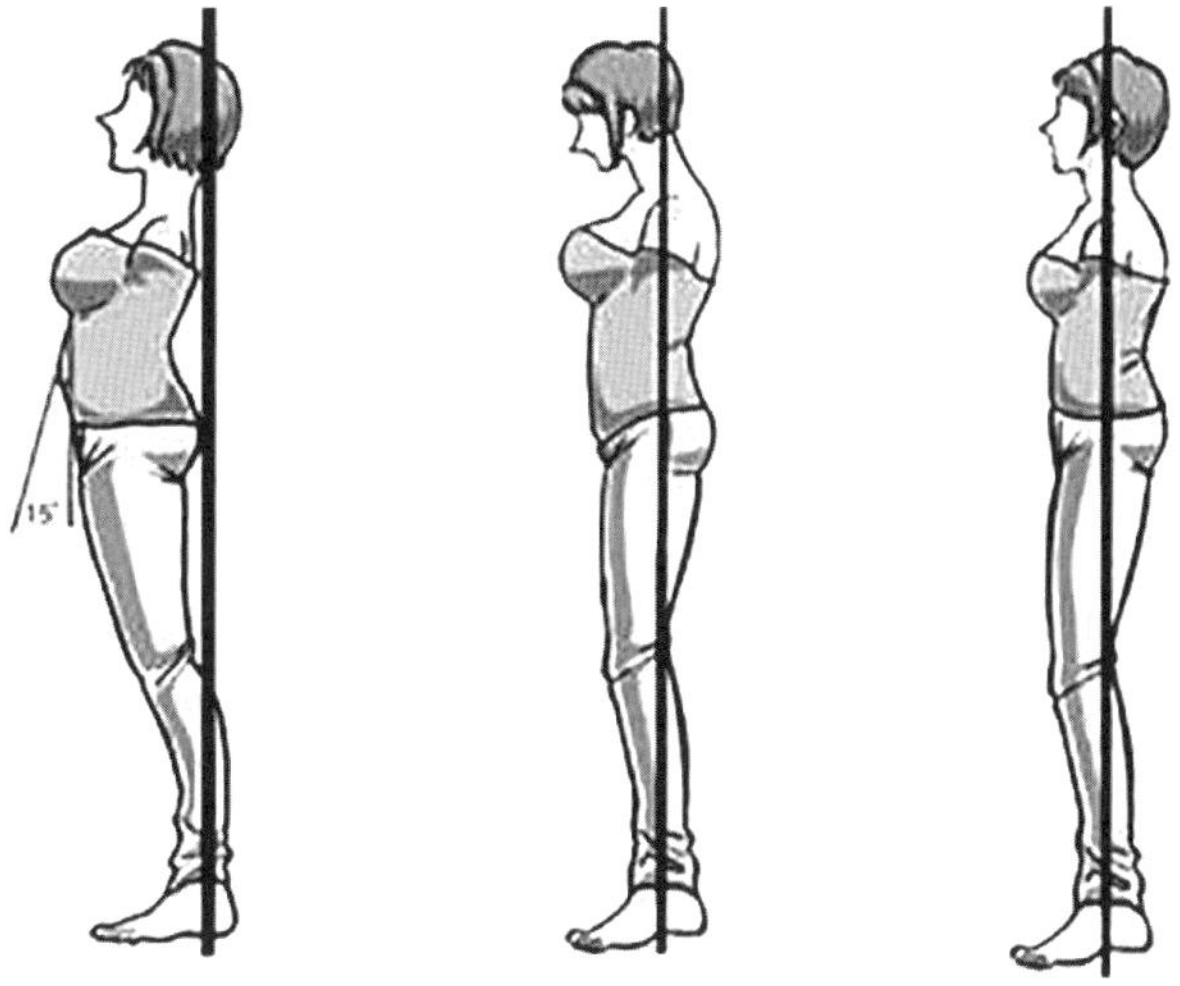

① 胸を張り過ぎて肋骨が前へ出る　② 下部肋骨が地面に対して垂直に　③ 顔を後方に移動

H そうですね、しっかり覚えてください。このとき、目の高さと耳の穴を結ぶ線が、地面と平行になるようにあごを上げます。そこから、鉛直ライン上に耳の穴が位置するように、頭を後方に移動します。

Y これは……、けっこうインナーマッスルを使っていますよ。

H 普段の姿勢で使ってないからですね。それで、その位置のままで脱力してみて。

Y え～?!　脱力したら元の姿勢に戻っちゃいますよ～。

H ですよね。今のは、体の位置を確認したレベルです。本当の姿勢矯正は、ここから背骨の後ろカーブ、巻き肩をつくる必要があります。

Y むむむ。理想の姿勢は一日にしてならず！

H そりゃそうですね。数十年かけて伸ばしているものを、数回の矯正では無理です。数か月かけて、胸腔・腹腔をつぶしながら、背中を丸くする意識とトレーニングが必要です。

日本人の9割以上はストレートスパイン

日本人の9割以上は、背骨の後ろカーブが足りないストレートスパインです。病気などで背骨が曲がり過ぎている人以外、みんなに丸い背中を目指してほしいですね。

今回紹介した、これらの心がけだけでは理想的な丸い背中になることは難しいかもしれませんが、背中を丸くして腹腔・胸腔をつぶすことで、内臓機能をアップして、慢性の肩こりや腰痛の予防にはなりますし、呼吸もラクになるはずです。

ぜひ本書で紹介する「背中を丸くするエクササイズ」に挑戦してください。

壁を使っての姿勢矯正

H 従来の姿勢矯正で壁を使ったものは、かかとを壁につけて立ち、お尻と左右の肩甲骨も壁につけるという姿勢で、最後にあごを引く姿勢をつくっていました。
そうすると、必然的に胸を張った姿勢になり、背骨はストレートスパイン、ストレートネックになっていました。

Y たしかにそれでは、背中もまっすぐになりますよね。

H ですので、いまから私がレントゲンで見てもきれいなS字カーブをつくる方法を紹介します。
ここでは、理想の姿勢の一番の要！　ちょっと難しいのですが、一番重要な「鉛直」をつくっていきましょう。

Y よろしくお願いします！

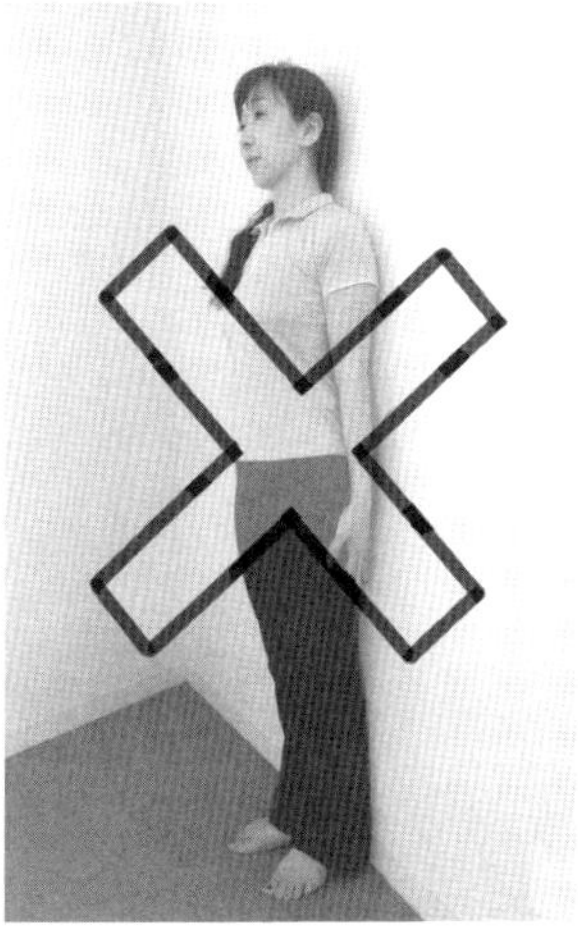

かかとも壁につけではダメ

壁を使って鉛直姿勢を矯正

1、壁から、かかとの位置が約8~10センチ離れたところに立ちます。

2、足は肩幅に開き、足先は15度程度、外に向けます。（このとき、普通に立つと、お尻は壁につきません）

3、足の指先を使い、後方に重心を移動させます。（このとき、お尻が壁につきます）

4、腕を伸ばし、手首を交差させ、巻き肩にします。（左手首が上になるように）

5、胸椎の7、8番が頂点となるように背中を丸くします。（胸椎の7、8番は左右の肩甲骨の下角を結んだあたりの位置です。（写真参照））

6、お尻は壁につきますが、腰部分は壁から離れていて前カーブ、胸椎の7、8番は壁につき、首

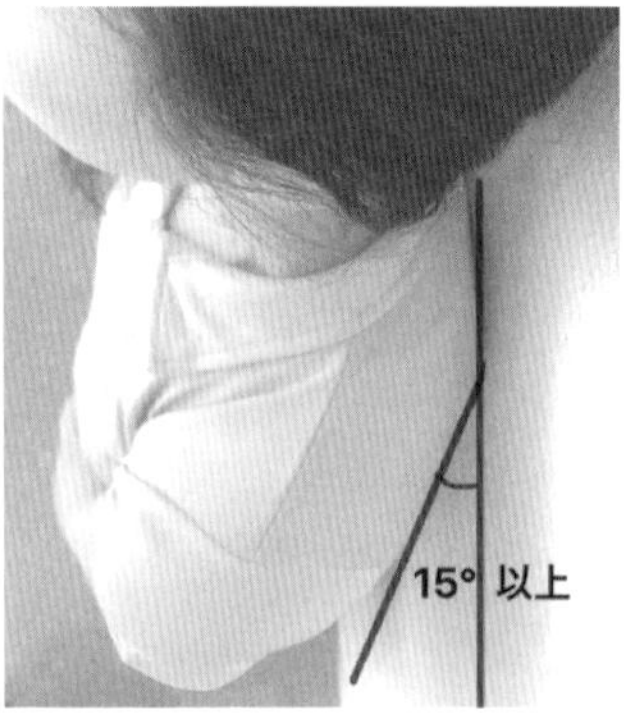

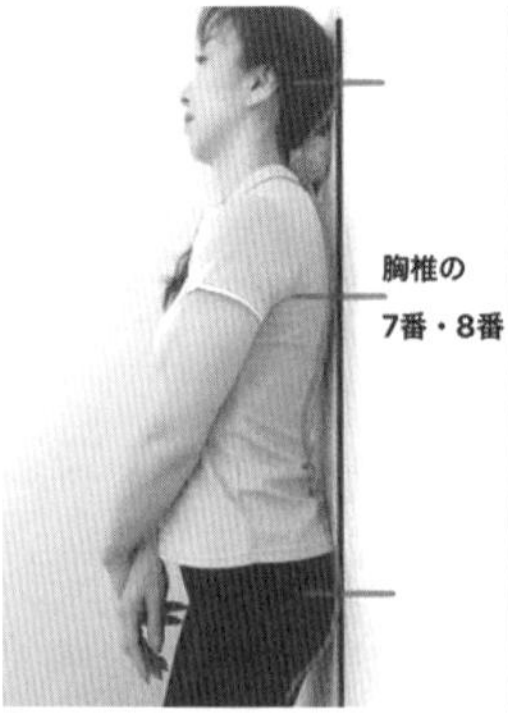

に近い背骨は壁から離れ、後頭部は壁につきます。
7、下部の肋骨は床面に対して垂直になります。壁面とは水平になります。するとき、きれいな首の骨の前カーブと、肩甲骨あたりの丸い背中ができます。このとき、背骨は壁についていても、左右の肩は、壁から離れています。理想の肩甲骨の位置は壁面から15度以上前方です。
8、そして、あごを引かずに、あごは上げて、首を伸ばして、後頭部が壁に触ります。

この姿勢では、わざとかかとと壁の距離を、8～10センチほど離して、後方重心の意識を身に付けてもらいます。靭帯や筋肉に後傾の姿勢の意識を形状記憶させます。

この、鉛直姿勢を常に意識することで、慢性の肩こりや腰痛などの症状は改善します。それは、この姿勢が、筋肉に負担をかけない理想的な姿勢だからです。

次は日本人が苦手な、巻き肩の丸いい背中をつくるエクササイズです。

丸い背中を心がけて！

これらの心がけだけでは、理想的な丸い背中になることは難しいかもしれません。しかし、それに近づくことはできます。背中を丸くして腹腔・胸腔をつぶすことで、内臓機能をアップして、慢性の肩こりや腰痛の予防にはなりますし、呼吸もラクになるはずです。

日本人のほとんどが、このストレートスパイン、ストレートネックからの症状に悩まされているのは、今まで施術の現場で診てきている私たちが一番よくわかっています。

ぜひ、日本人一人ひとりの知識・常識として「鉛直」「丸い背中」「巻き肩」をこころがけてほしいです。

理想的な姿勢をつくるためのエクササイズ

H 日本にあるほとんどのエクササイズは、胸を開いたり、背すじを伸ばしたりと、腔（くう）を拡げる方向ばかりの運動しかありません。それが一つの原因で、背中を丸くすることが不得意で、ストレートスパインの姿勢をつくっています。

Y そう考えると、一般的に行われているエクササイズは、日本人の姿勢が悪化するような運動ばかりですよね。

H 体を動かすことはいいですが、姿勢の矯正の観点からは方向性がまちがっています。
　栄養学で例えると、鉄分は足りているのに鉄分ばかり摂っているようなものです。足りてない亜鉛をとらないと健康にならないでしょう。

Y むむ！　ではぜひ亜鉛の摂り方をお願いします。

H ここでは、日本人に足りないエクササイズを紹介します。

理想の姿勢づくりエクササイズ

1、指先を使ったゆらゆら運動　〈かかと重心、足の裏の横アーチ縦アーチをつくる〉

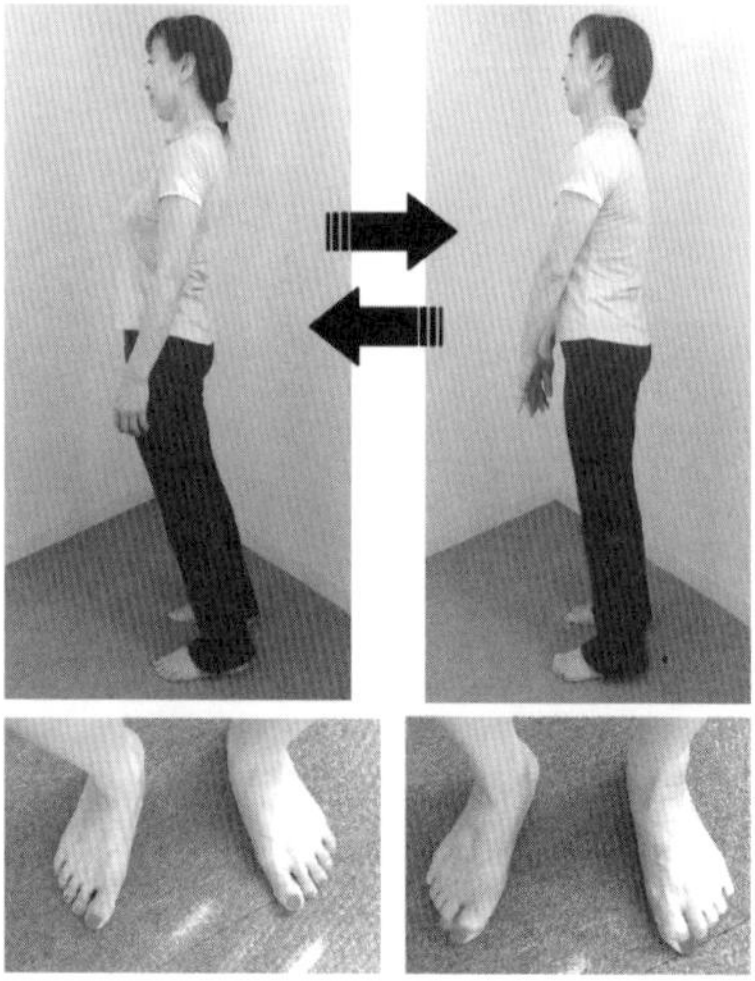

1、脚を肩幅に開いて立ちます。

2、脚の指先を曲げてその反動でかかとに重心を移動させます。

3、その時、お腹が凹み、軽く背中が丸くなるようにします。

4、左右の腕も脱力しているので、自然に前方でクロスする形になります。

5、顔は前方を向き、そのまま自然に、ゆっくりと前後に揺れます。

効果：かかと重心に誘導する。脚裏の横アーチ、縦アーチをつくる。お腹を凹ませる。上半身の脱力。

2、Xのポーズ　〈肋骨下角を狭める〉

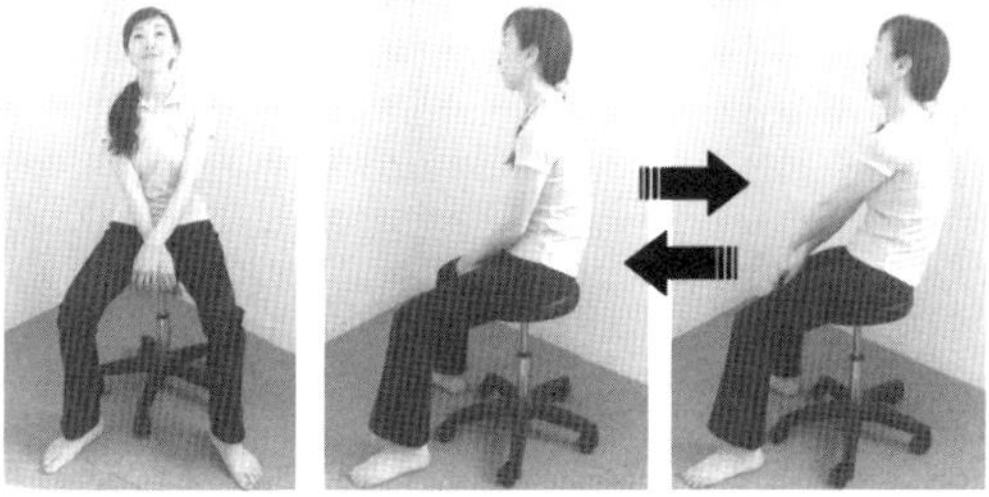
正面

1、いすに座り、脚を肩幅に開いて安定させます。腕を伸ばして体の前で手首をクロスし、左右の肩を前方に近づけます。（そのとき、左手首が上になるように）

2、左右の肩甲骨は拡げる意識を持ち、同時に背中も丸める意識を持ちます。

3、肩を下げてあごを少し上げ、首を長くし、首の前側を伸ばす。

4、息を吸いながら、左右の腕を近づけ、肋骨を締めます。このとき、背中に呼吸を入れる意識を持ちます。

5、息を吐きながら、左右の腕の力を抜く。

効果：肋骨下角を狭め、ウエストのくびれをつくる。お腹を凹ませる。左右の肩甲骨を離し巻き肩、丸い背中をつくる。

3、合掌のポーズ〈胸部の減腔(げんくう)〉

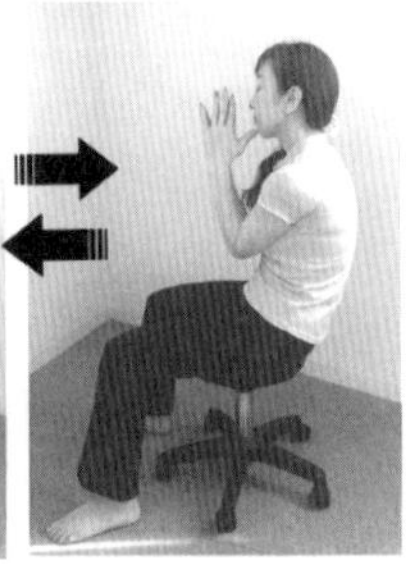

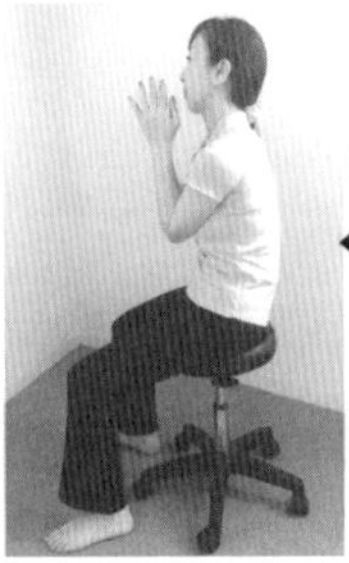

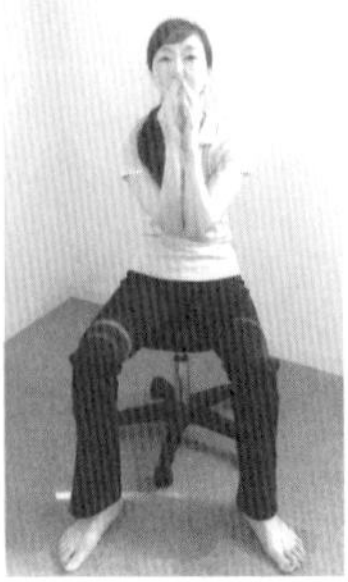

正面

1、手を胸の前で合わせ、左右のひじもつけます。（左右のひじがつかない人は無理をしないで、少し開いていてもかまいません）

2、後ろに転がるようにして、胸の前をつぶし、背中に空気を入れるように呼吸をします。

3、背中で呼吸をするとき、左右の肩甲骨の距離が離れる意識を持ちます。このときあごを上げます。

効果：肋骨下角の減少。巻き肩への誘導。胸腔(きょうくう)の『減腔(げんくう)』。

4、ウサギのポーズ（背部を減腔(げんくう)し、肩甲骨の前方傾斜をつくる）

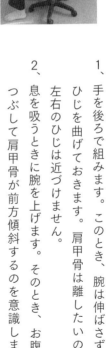

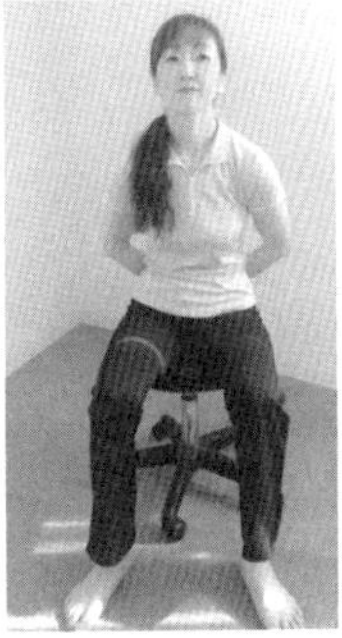

正面

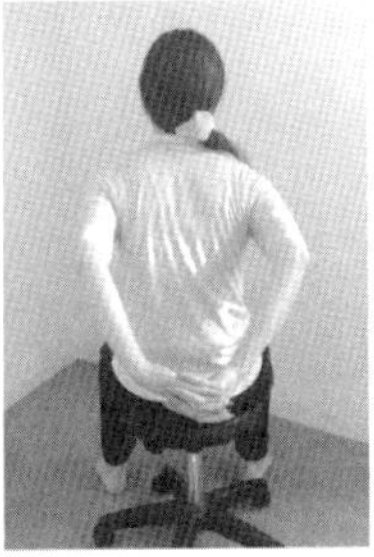

背面

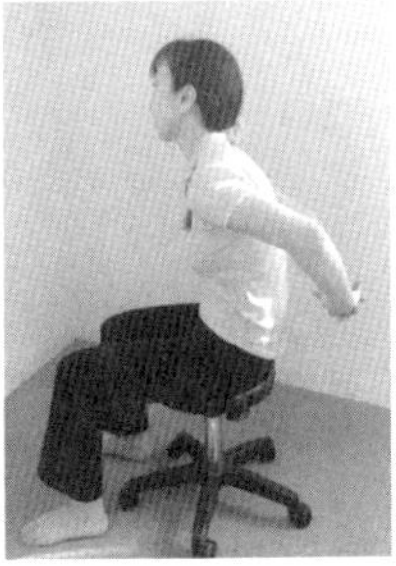

1、手を後ろで組みます。このとき、腕は伸ばさず、ひじを曲げておきます。肩甲骨は離したいので、左右のひじは近づけません。

2、息を吸うときに腕を上げます。そのとき、お腹をつぶして肩甲骨が前方傾斜するのを意識します。呼吸は前後の肺を使います。（肩の痛い人は無理をしない程度で腕を上げます）

3、息を吐きながら腕をおろします。

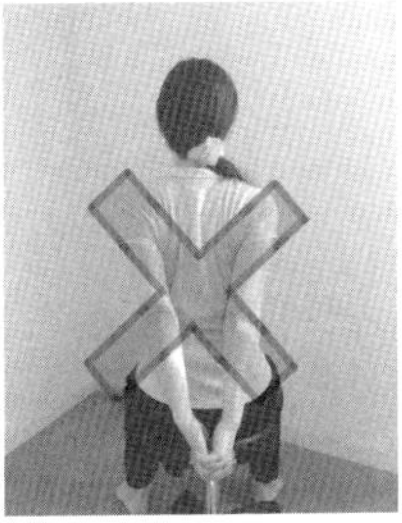

ひじを伸ばしてはダメ

効果：鎖骨を前に出す。肩甲骨の前方傾斜をつくる。左右の肩甲骨を拡げる。お腹を凹ませる。

5、立甲のポーズ　〈肩甲骨の前方傾斜を作つくり、左右の肩甲骨の距離を拡げる〉

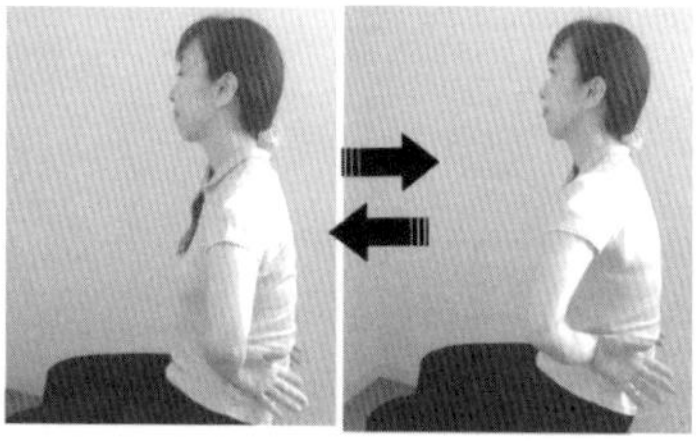

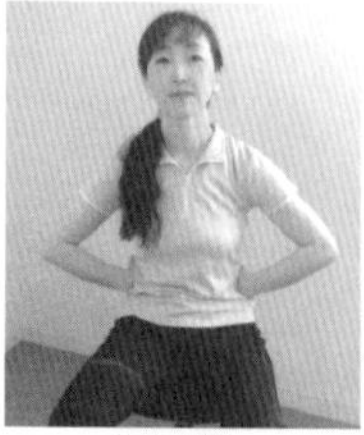

正面

1、左右の手の甲を腰に当て、左右のひじを体の前方で近づけようとします。

（一流のアスリートは左右のひじが90度前方にいくが、普通の人は真横から前に15度ぐらいしかいかないので無理をしないように）

効果：鎖骨を前に出し、左右の肩甲骨を拡げる。お腹を凹ませる。

6、左右のトランズ

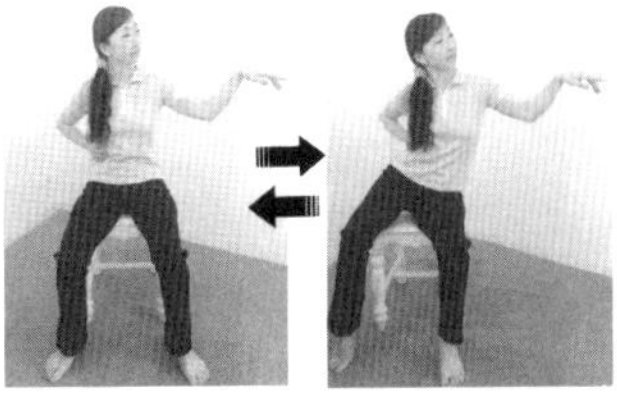

左にトランスレーション

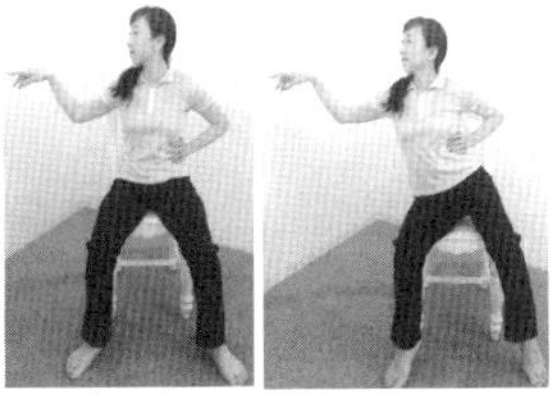

右にトランスレーション

〈横からの減腔(げんくう)で、背骨の蛇腹の動きをつくる〉

1、右手を右の肋骨に当て、左手は脱力してひじを伸ばさずに水平に位置します。

2、まずは左方向に、上体を水平に平行移動させます。（このとき、右の座骨は上がり、右の骨盤と右の肋骨が近づき、くびれをつくります。呼吸は左の胸へ空気を入れる意識で）

3、息を吐きながら、もとの位置へ。（左方向へ3回～5回）

4、次に、左手を左の肋骨に当て、右手は脱力してひじを伸ばさずに水平に位置します。そして、右方向に上体を水平に平行移動させます。（このとき、左の座骨は上がり、左の骨盤と左の肋骨が近づき、くびれをつくります。呼吸は右の胸へ空気を入れる意識で）

5、息を吐きながら、リラックス。（右方向へ3回～5回）

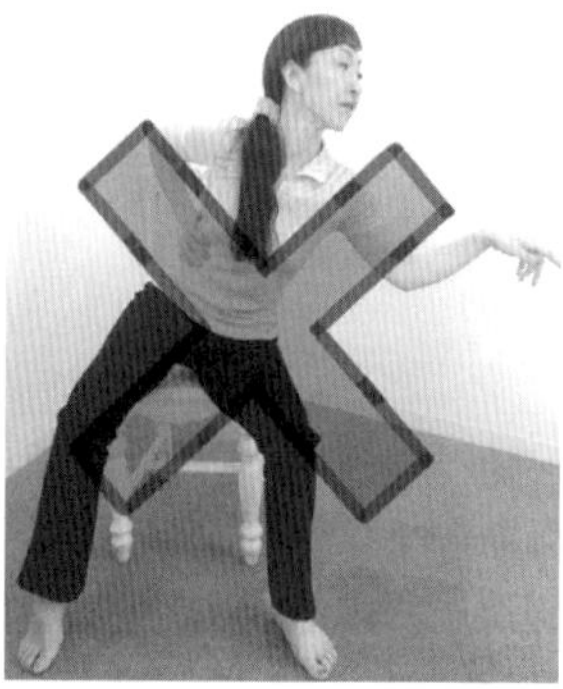

肩がななめにならないように

効果：ウエストのくびれ。内臓機能UP。衝撃を吸収しやすい、なめらかな省エネの動きに。呼吸が深くなる。背骨の蛇腹（じゃばら）な動きを生み出す。

※注意・常に左方向へのトランスから始めること（体のバランスが整うため）。左右で1セット。

これは4DSヨガの基本のポーズになります。

これらのエクササイズは、3回から5回繰り返しで1セットとし、思いついたときにやってみてください。

Xのポーズは、いつでも気軽に1回だけでも効果はあるので、何度でも！

第10章

より夢中になるためのエクササイズと手技

4DSヨガ

Y きた！　きました！　今までいっぱい出てきた気になるワード「4DSヨガ」

H 最新の解剖学、生理学、運動学を応用したヨガなので、従来のヨガの常識を覆したものとなっています。日本人に足りない、「丸い背中、背中呼吸、腹腔（ふくくう）・胸腔（きょうくう）をつぶす」を補うヨガです。

　また、女子力上げたいYちゃんにおすすめ、ウエストのくびれを最大限につくります。

Y きた〜〜！　それですよ！　最大限のくびれ?!　整形手術でも聞いたことないフレーズです！（笑）

H 1回の4DSヨガ体験で、ウエスト2〜3センチ減はよくあることです。

Y きゃ〜♡　すてきです！

H 4DSヨガの特徴を紹介すると、

- 背中を丸くする。
- 背中呼吸をする。
- 腹腔（ふくくう）・胸腔（きょうくう）をつぶし内臓を刺激する。
- 関節の柔軟性を求めない。
- トランスレーションをする。

といったものになります。

Y ん？　またちょっと不思議な用語が出てきましたよ……、背中呼吸に、トランスレーション？

H 通常のヨガは、腹式呼吸や胸式呼吸などの前呼吸がほとんどです。前呼吸だと背すじを伸ばしてしまいます。４ＤＳヨガは背中呼吸で、もっと背中を丸くする習慣をつくります。

Y 背中で呼吸するんですね？

H ４ＤＳヨガトレーナーのレッスンを受ければ説明してくれると思いますが、マラソン大会でゴールした選手は、たくさん酸素を取り込みたくて、どんな格好をしていますか？

Y えっと、倒れ込みそうに両手を両ひざについて大きく肩を揺らしながら……。

H そうです。胸でも腹でもなく、背中で呼吸しています。

Y それが背中呼吸なんですね。

H あと、聞きなれないワード「トランスレーション」これは「平行移動」の意味です。

常に背すじを伸ばして体幹を固めていると、肋骨の本来の動き　※トランズがとても苦手です。それを改善するための動きが多く使われています。

Y トランズ。確かに、肋骨を平行移動なんて想像できないほど慣れていないですよ。

H ４ＤＳヨガの基本姿勢は、完全脱力しています。背中も、腰も丸い状態で、腹腔（ふくくう）はつぶれ、内臓で前側を支えます。日本人は、背すじを伸ばすことはできても、背中を丸くすることが

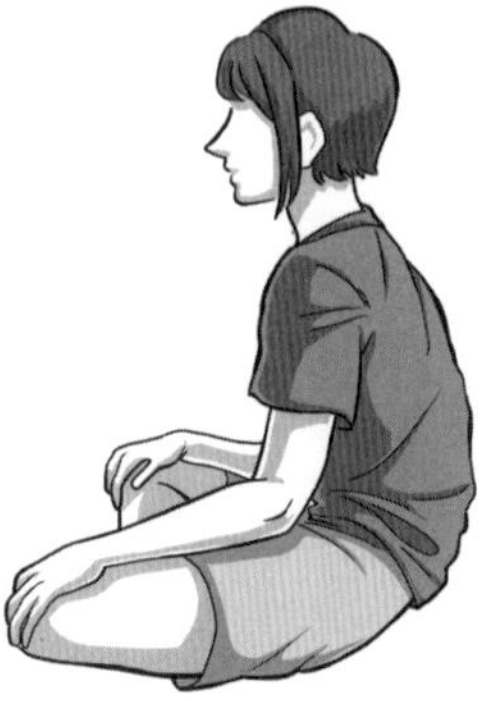

４ＤＳヨガの「瞑想のポーズ」

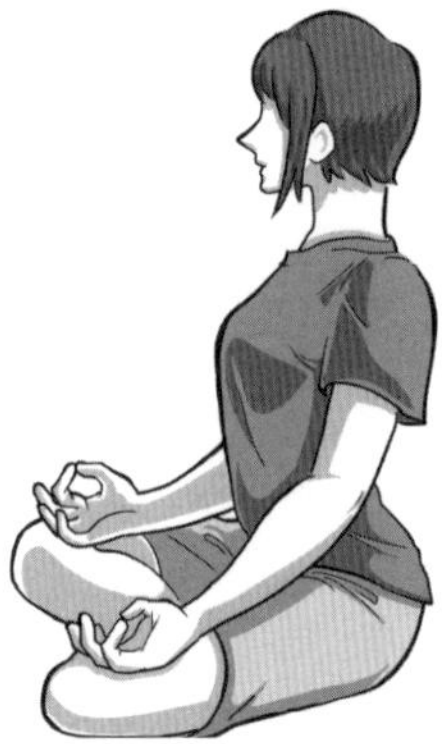

一般的なヨガの「瞑想のポーズ」

できません。通常のヨガの基本姿勢は、背すじを伸ばした姿勢から軽く脱力した姿勢ですが、その姿勢では、まだストレートスパインなのです。

Y　ほんとだ。リラックスしているはずだけど、背中が緊張しています！

H　４ＤＳヨガは日本人に足りない背中の丸みをつくるエクササイズをします。

　背骨の理想的な後ろカーブをつくるヨガです。日本人はストレートスパインの人が多いのですが、日本には、背骨を丸めるようなエクササイズがほとんどないです。だから私がつくりました！

Y　背中を丸くするなら、前屈とかしたら丸くなってないですか？

H　前屈と背中を丸くするは違います。たとえば１８０度の前屈は、股関節を支点として曲がっているので背骨はまっすぐのままのストレートスパインです。背骨は後ろカーブになっていません。

Y　あ、めちゃヨギーな人の前屈ポーズは、たしかに背骨はまっすぐだ！

H　背中を丸くすると内臓機能がアップします。（151ページを参照）巻き肩で胸腔（きょうくう）・腹腔（ふくくう）を『減腔（げんくう）』するポーズを多用します。

Y　わぁ〜。聞いているだけでも、体が元気になりそう。

H　そうでしょう〜。また内臓を座位、立位、うつ伏せ、仰向けで刺激をするので、お腹がやわらかくなり背中をもっと丸くしやすくなります。なによりも内臓機能が向上します。

Y　でも、素朴な疑問。そんなに内臓をつぶして大丈夫ですか？

H　大丈夫です！　妊婦さんや開腹手術直後の方は、少し注意事項がありますが、基本しっかりつぶしてあげた方が、内臓は元気になります。

Y　ヨガって、ストレッチのイメージだったから、まだ想像できないです。

H　そうそう、多くのヨガは背すじはもちろん伸ばす方向が多いです。でも、４ＤＳヨガは関節の柔軟性を求めないヨガなので、年齢に関係なく体の硬い人でも安心してできます。

４ＤＳヨガは姿勢矯正には最適なヨガです！

Y　全国にトレーナーさんたちがいるんですよね？　さっそく近くの教室探さなきゃ！

※トランズ＝トランスレーション「平行移動」の略で造語。

４ＤＳヨガは

今回ご紹介する４ＤＳヨガですが、現在日本で行われている多くのフィットネスヨガは、関節の柔軟性を追い求め、筋肉を意識して行うのが大半だと思います。
また体の正しい知識を持たないヨガ指導者もいるため、健康のために行っているヨガのはずが、無理なポーズや痛みを我慢して行い、かえって体を壊してしまったという声もよく耳にします。

そういった声をお聞きし、従来のヨガを４次元化したらとても良いセルフケアになるのではないかと思い、この４ＤＳヨガを開発しました。

私自身も治療院で定期的に開催していますが、かなり効果が高く、お腹がへこんだり、夜よく眠れたり、体が硬くてもできる！　とうれしい声をいただいています。

ぜひお近くのヨガトレーナーのもとで体験してみてください。

4DS ヨガサイト

4DSウォーキング

Y さあ、次ですよ！　次なるメインディッシュ！

H はい。４DSウォーキングも２０１８年にできた最新のウォーキング手法です。

Y ウォーキング手法ということは、ただ歩いている訳じゃないんですよね？

H 健康法として世間では、ただ町の中を散歩したりしていますが、健康どころか、実はかえって悪化させています！

Y お！　まだまだ堀先生の毒舌は続くのですね（笑）

H 通常のウォーキングは「胸を張って、背すじを伸ばして、あごを引いて、腕を大きく振って歩きましょう！」です。

　４DSウォーキングは背中を丸めて体幹をゆるめ、脱力して上半身を揺らしながら歩きます。

Y ん？　待ってください。なんだか、想像するにはカッコよくなさそうな動き……。

H ４DSヨガと同じように、４DSウォーキングの目的は「背中を丸くして、胸腔（きょうくう）・腹腔（ふくくう）をつぶし、脱力すること」です。

　でも、４DSウォーキングの一番の特徴は立位の姿勢矯正だということです。

Y 歩きながら姿勢矯正しちゃうんですか？

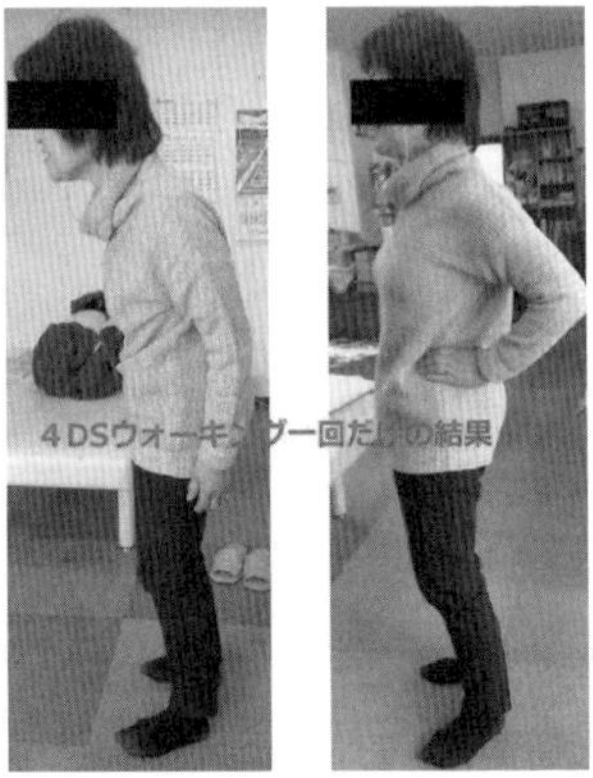

ビフォー　アフター

H　歩きながら姿勢矯正しちゃいます！　立腰教育の悪影響の中でも最も姿勢に影響を与えている、前傾姿勢の矯正に最適です。

Y　すごい自信ですね。

H　姿勢改善したというケースの報告が多く出ているので、もちろん自信があります！
　もっとも姿勢が悪く見える原因は、前傾姿勢にあります。たとえば、腰の曲がったおばあちゃんは実は背中が丸いのではなく、背中はストレートスパインで股関節から前傾姿勢になっている人がほとんどです。（108ページ参照）

Y　じゃあ、そんな腰の曲がったおばあちゃんでもいけちゃいますか？

H　いけちゃいます。腰の曲がったおばあちゃんが4DSウォーキングの姿勢で歩くと、びっくりするほど姿勢が改善されます。でも背中はまっすぐのままの人が多いですが……。

Y　え〜！　すごく若返りましたよ?!　1回だけの効果ですか?!　すご〜い！

H　4DSウォーキングのエクササイズの最大の特徴は、後傾の姿勢で歩くことです。そうすることで前傾姿勢が改善します。

Y　この基本姿勢だけ見ると、そんなすごいことしているように見えないけど……。

H　でしょう、でも実際にやってみると、いい汗かきます。

Y　そうなんですねぇ。ワクワクします。

H　また、特徴としては、体幹をゆるめて歩くため上半身を左右に揺らしながら歩きます。この歩き方で胸腔・腹腔をつぶして、ウエストのくびれをつくります。それにより、内臓も刺激され内蔵の機能アップも期待できます。

Y　おお〜！　ウォーキングでもくびれちゃうんですね?!

H　4DSウォーキングの方が、ダイエット効果としてはデータが多い気がしますね。

Y　そのデータは大事です！　ダイエットは、女子力アップを語るに不可欠なテーマですから！

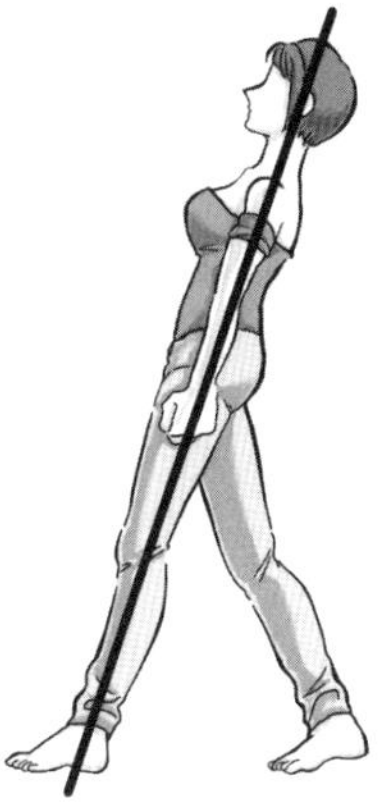

＜4DSウォーキング基本姿勢＞

H　4DSヨガは静的な、呼吸に合わせたゆっくりした動きで、背中を丸め、腹腔・胸腔をつぶしますが、逆に4DSウォーキングは激しい動きで前傾姿勢を改善し腹腔・胸腔をつぶします。
　ジワーと汗をかきたい人は4DSヨガを、激しく汗をかきたい人は4DSウォーキングをおすすめします。

Y　これは選びがたいですねぇ。

H　そういう方は、ぜひ両方やってください。

Y ぜひそうします！　しっかりバランス整いそうですもん♡

H 姿勢矯正という目的は一緒ですが、４ＤＳウォーキングは立位での姿勢には最強です。姿勢矯正に一番重要な前傾姿勢を改善するからです。

そうそう、スポーツトレーナーの方たちもこのエクササイズを取り入れてきています。

Y スポーツをするためにも体幹のバランスがとれている方が、身体的にパフォーマンスが上がるからですね?!　すごーい！ますますワクワクしてきました〜♡

体幹をゆるめた鉛直姿勢が理想

従来のウォーキングは、基本が前傾姿勢なんです。背すじを伸ばして胸を張って歩く！　メディアでもよく言われますよね。

背すじを伸ばして胸を張って、大股で手を振って歩く。筋肉を鍛えるために歩く。足の筋肉が弱くなると立てなくなりますよっていうことで、高齢の方とか筋肉を鍛えるために歩いています。しかし、従来の意識のままでは逆効果です。

４ＤＳの新常識というのは鉛直姿勢が理想です。鉛直というのは、まっすぐ重りを垂らしたときに、どういう位置でも重力に垂直な状態です。地面が傾いていてもまっすぐということ、これが鉛直です。

そして、鉛直の姿勢をキープするために、４ＤＳウォーキングでは、わざとエクササイズで後傾します。

背すじを伸ばさない。胸を張らない。今までの常識と真逆の歩き方。蹴らない。踏ん張らない。かかと重心で。

筋肉を鍛えるのではなくて、歩くときにはなるべく筋肉を使わずに歩く。体幹をゆるめて歩きます。体幹を固めて歩いて、兵隊さんのようになるのではなく、体幹をゆるめて歩くのが４ＤＳの歩き方です。巻き肩で、腹腔（ふくくう）（お腹）をつぶして歩きます。

４ＤＳアカデミー

Y　「４ＤＳアカデミー」って、４ＤＳについて、いっぱい学べる学校ってことですか？

H　そうです。私が10年以上となえ続けてきて、検証を重ねて育てた「４ＤＳ理論」を、めいっぱい学んでもらえる学校です。

4DS
ウォーキングサイト

背すじを伸ばし、胸を張る従来の姿勢を教える学校やセミナーはいっぱいありますが、最新の姿勢の指導や矯正法を教える学校やセミナーはありませんからね。

Y だって、日本の常識が、ぜんぜん立腰教育を疑ってないじゃないですか、そんな学校あるわけないですよね。

H だから私がつくります。

Y フロンティア精神！ こんなに根強くある立腰教育を覆すって、めちゃ険しくないですか⁉

H いえいえ。世論的にはまだ水面下かもしれませんが、多くの4DS同志たちがこの姿勢革命の4DS理論に賛同してくれていて、セミナー参加者も増えています。

今や、整骨院や整体の施術家の枠を超えて、保育士・ピアノ講師・ダンサー・アスリート・ジムトレーナー・主婦にまで4DSヨガトレーナーが広がって、大きな波をつくってきています。

Y 主婦までもですか？ すごい裾野を感じます。

H そうでしょう。

そこで！ 2019年冬から『姿勢矯正から最新の手技を教える4DSアカデミー』を始めました！ 今から整体やカイロプラクティックを開業したい人のための、解剖学、生理学、運動学を教え、即実践できる実技を指導します。

Y 開業できちゃうんですか？ すごーい。

H　まったくの素人の人も、今開業しているけれど最新の姿勢指導や手技を学びたい人にも、ぜひぜひおすすめです！

Y　きっとこの学びは、自分や家族だけでなく、地域や学校へ広がり、日本を救ってくれる学びになるんですね〜！

H　きっと、そうなると信じています！

４ＤＳアカデミー　全国どこでも学べる

柔整や整体の学校では教えてくれない最新の技術を、基礎から学ぶ。頻繁にスクールに通うことなく、ＺＯＯＭなど遠隔での授業や動画送信などで、全国どこからでも整体が学べるシステムです。

勿論、手技は直接指導を受ける必要があります。北海道、東京、大阪、岡山、福岡に４ＤＳ講師がいるので、交通費を最小限に、直接指導を受けられます。

４ＤＳ創始者　堀の手技の直接指導も受けられます。他にも講師としては、現役の鍼灸師や柔整師の先生がそろっております。視診、触診、可動域検査、評価と整形学的検査の動画とパワーポイントテキストでも学べます。４ＤＳの姿勢や、手技『減腔（げんくう）』ももちろん含みます。

直接実技30時間。期間6か月、延長もできます。技術的に開業レベルまで仕上げていきます。

0期生から始まり、現在は1期生ですが、内容が充実して成熟していくたびに授業料は高くなります。どうぞお早めに！

4DS アカデミー

第11章

理想的な姿勢をつくるツール

姿勢矯正枕クリエピロー

Y　「姿勢矯正枕」ということは、枕で姿勢を矯正するのですか？

H　そうです。私って忙しいんですよね。誰かに4DS技法で私の『減腔（げんくう）』を手伝ってもらいたいのですが、その時間もない……。そんなときには！「クリエピロー♪」テッテレ～

Y　「ドラ◯もん」ですか～！

H　4次元ポケットから出してはいないけれど、4次元の理論から生まれたクリエピロー。寝ている間に丸い背中をつくります。

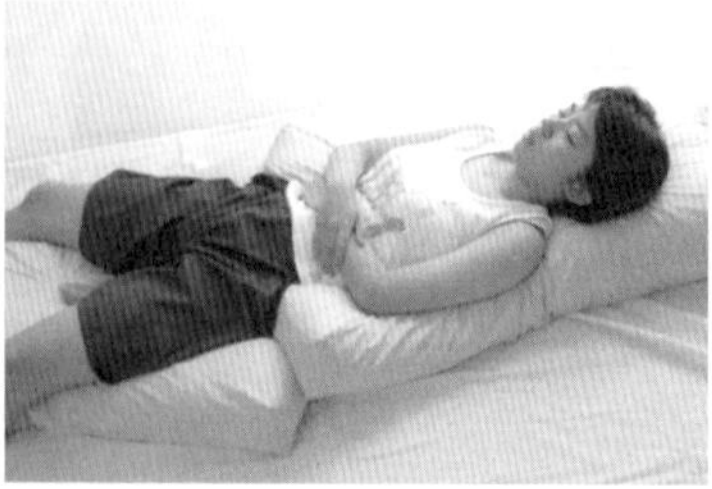

Y　寝ている時間を使って、姿勢矯正できたら時間のない人にもうれしい情報！

H　姿勢矯正して欲しいときに4DS施術師がそばにいないとか、出掛ける時間がなくてやってもらえない。そういう方は、4DSの『減腔（げんくう）』を寝ている間に施術可能な枕、クリエピローがおすすめです。

Y　姿勢矯正枕って、けっこう市場に出ていますけど、なにが違うんですか？

H　市場に出ている従来の矯正枕は、首の骨の前カーブをつくるために、つくられているものが多くあります。しかし、背中が丸くないと首

クリエピローを使用しなかった場合

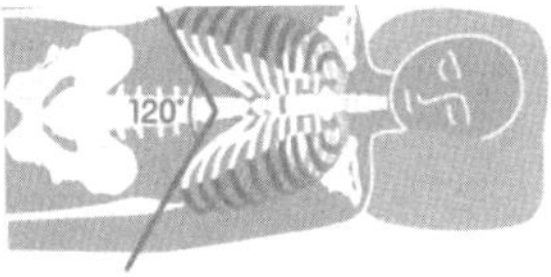

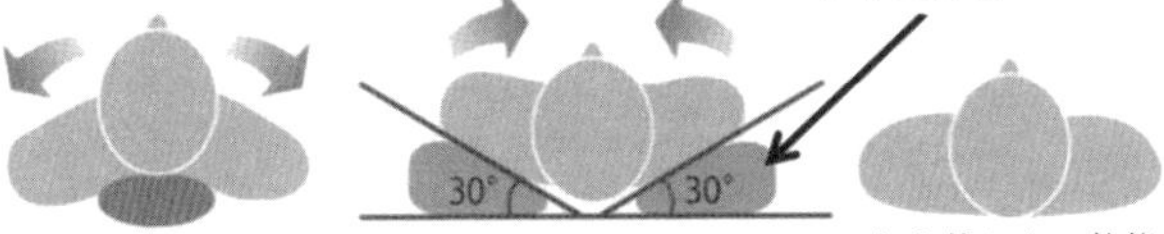

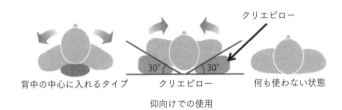

背中の中心に入れるタイプ　　クリエピロー　　何も使わない状態

仰向けでの使用

クリエピローを使用した場合

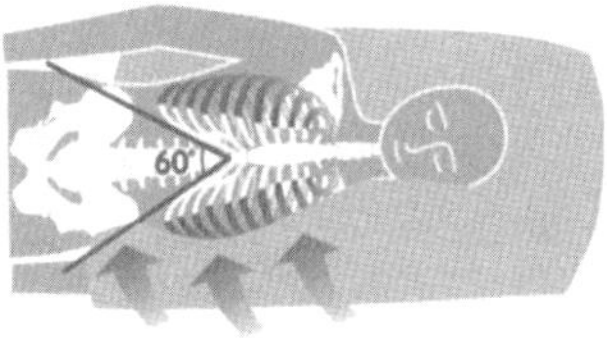

横向きに寝て、胸郭を狭くする
減腔エクササイズ

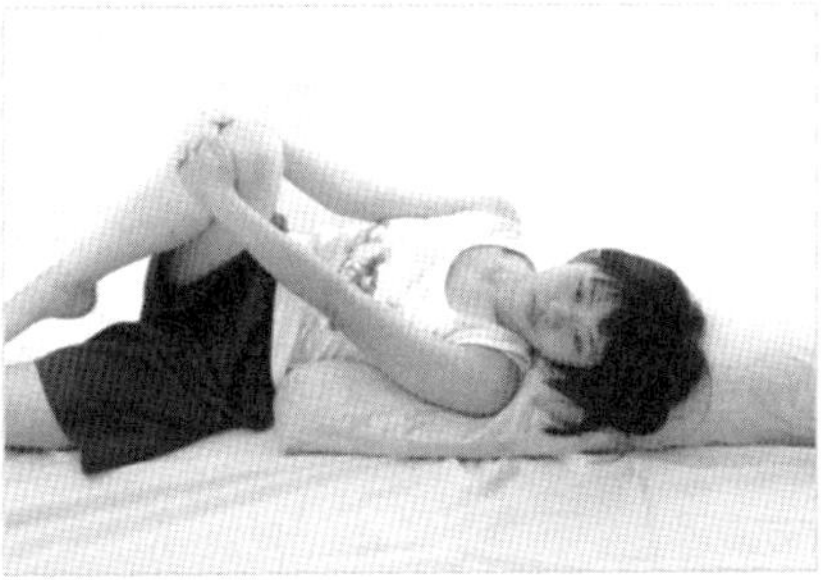

Y の骨の前カーブはできません。背中が丸くなってはじめて首の前カーブが生まれます。首だけにアプローチしても、ストレートネックは改善しないということですか？

H 体はつながっています。背中から、もっと言えば骨盤や足からバランスを考えてあげないといけません。

Y たしかに納得です。でも、そうなると全身に使う枕……ですか？

H 惜しい！　クリエピローは世界ではじめてと思われる、背中を丸くするための枕です。

巻き肩にして、背中を丸くします。

Y 枕で背中を矯正ですか？

H 枕でありながら、胸腔（きょうくう）や腹腔（ふくくう）を狭めます。クリエピローは仰向けに寝ることで、巻き肩にし、肋骨を本来あるべき丸い方向へ矯正します。また、枕の胴体部分が長いため頭を持ち上げることなく上半身を持ち上げる形になり、胸腔（きょうくう）だけでなく、腹腔（ふくくう）も『減腔（げんくう）』します。

Y おもしろい形だと思っていましたが、なるほどそんな機能があるわけですね。

H 最近の類似の枕で、U字の枕が流行っていますね。しかし、背中を丸くしようという発想がないので、脚の部分が抱き枕となっています。

Y 使用例の写真を見ると、たしかにモデルさんは巻き肩になっていますね。

H クリエピローは枕部の脚の部分が肋骨の上にきて、巻き肩をつくり重力でウエストを細くする構造になっています。

Y　寝ながらウエストを細く?!　神枕！

H　まだまだ、日本は丸い背中や巻き肩を「悪」としているので、クリエピローの発想がないです。クリエピローは寝ながら肩幅を狭くし、ウエストを細くします！

クリエピローで、エクササイズの常識も変わる？

「胸を張る、背すじを伸ばす」という姿勢の常識が変われば、エクササイズやアスリートのトレーニングの常識も変わります。マラソンなどで疲れてくると肩が上がり、あごが上がってきます。肩が上がると、胸腔（きょうくう）や腹腔（ふくくう）は拡がり膨張します。

これは自己防衛本能で、腔（くう）が拡がることは疲れ過ぎた体を休ませるためのブレーキなのです。

クリエピローは寝ながら拡張した腔（くう）を狭め、疲労を回復させようとします。私も体が疲れて朝起きたくないときなどに、布団の中で、寝ながら『減腔（げんくう）』エクササイズをすることで気持ちよく目覚めています。

また呼吸が深くなり全身に波及するので、リンパの循環が良くなり、パンパンだった顔や硬かった頭皮までやわらかくなります。

近い将来、アスリートは『減腔』エクササイズを、練習の後や試合の後にする時代がもうすぐ来るでしょう。

履くだけでバランス安定！　4DSのソックス

H インソールのいらない、履くだけでバランスが良くなる靴下を開発しました。

Y 履くだけでバランスが良くなる靴下ですか?!　インソールって靴の中敷きですよね。健康ツールとしても流行っていますね。

H 腰痛用や、ひざ痛用、O脚矯正のインソールなど色々ありますよね。

Y 本当なのか、早く走れるインソールなんてのもありますね。でも私は、インソールは窮屈に感じて使ってないですけどね。

H そういう人には、この靴下が最適！　インソールって、結局のところ、足裏からの姿勢矯正です。日本人は前傾姿勢が多く、足裏の指の付け根あたりにタコができる人が多いです。また、それが原因で外反母趾や、内反小趾になります。

Y 外反母趾も姿勢からなんですね?!

H　そうなんです。こういった症状の予防・改善に姿勢からアプローチする、波動のエネルギーを使った靴下を開発しました。

Y　波動ですか？　それも4DSなんですか？

H　波動も、魔法的なものではなく量子力学で説明できる、4DSの技法です。

Y　でも靴下って毎日履くものだから、月に1回とか週に1回整体に通うより、効率的に姿勢にアプローチしてくれそうですね。

H　そうなんです。姿勢は毎日のことだから、衣食住にかかわる商品を開発したいのです。

Y　履いているだけで、姿勢を本来の位置に誘導してくれて、その副産物として体調も整える靴下。考えるとすごい靴下ですね！

H　はい。4DS的に科学で衣食住に革命を起こします！

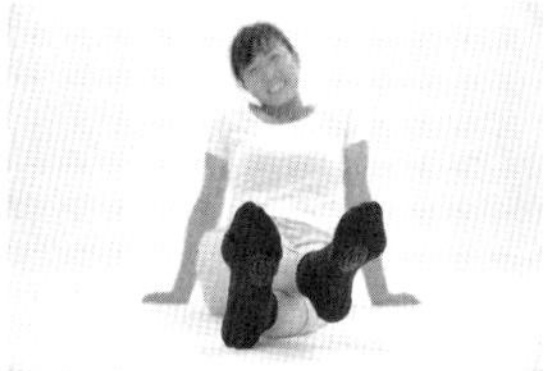

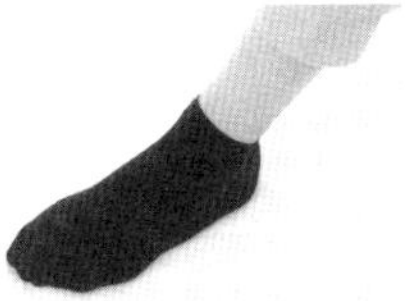

4DSソックスには螺旋の波動

4DSソックスの種明かしをすると、まず靴下の裏の小指側あたりに、滑り止めの素材で螺旋が描かれています。螺旋の方向性は内側から外方向に向かって走り、右の足裏は時計回り。左の足裏は反時計回りに外から中央に向かっていく螺旋です。

この螺旋が靴下の裏の小指付け根あたりにあると、重心がかかとに移り、姿勢の改善が起こり、外反母趾の改善や、足指付け根あたりのマメやタコの改善になります。筋力反射テスト（体幹のバランスチェック）でも、すべての方向で強くなります。

しかし、螺旋の方向が逆になるとすべての筋力テストが弱くなり、前傾姿勢方向へ姿勢は傾き、外反母趾やマメ、タコの原因になります。

この螺旋の方向性だけで、体が真逆の反応を示すことは波動でもわかります。ぜひ、ご自身の身体で体感してみてください。

理想的なS字カーブを測る計測器

Y 今の日本で正しく姿勢をみられる専門家がいないって、先生おっしゃってましたよね？

H 私は姿勢セミナーを全国各地で開催しますが、多くのプロの方が、平背（ひらぜ）とねこ背の判断ができない現実を目のあたりにしました。

日本では、「背すじを伸ばして胸を張る」という姿勢の常識により、素人もプロも、レントゲンを撮らない限り「ストレートスパインか、ストレートネックか」の判断が困難だということに気がつきました。

Y レントゲンを毎回撮るには、施設も機械も必要ですよね。

H 現実的でないし、被爆のリスクもあり、おすすめしません。

Y でも専門家の先生たちは、背骨はS字だと学んでいながらなぜ判断できないのでしょう。

H 従来からの姿勢の常識に感化されて、生身の人間の外観では姿勢を正しく評価できなくなっているのです。

Y 常識として根付いてしまうと、専門家の知識までゆがめてしまうんですね。

H 唯一、レントゲンだけが姿勢や背骨のS字カーブを診断する道具でしたが、私は姿勢分析用のテンプレート（定規）を開発してから、やっと生身の人間の姿勢を外観だけで判断できるようになりました。

Y 開発しちゃったんですか？

H このテンプレートを使うと、「あなたが本当にねこ背か」または、「あなたがストレートスパインか、ストレートネックか」をレントゲンを使わずに判断することができます。

Y すごーい。見たことない形状です。

H このテンプレートを使うと「私、ねこ背なんですよね」と言われていた患者さんに、目で見て「あなたは本当のねこ背ではない」ことを伝えることができます。

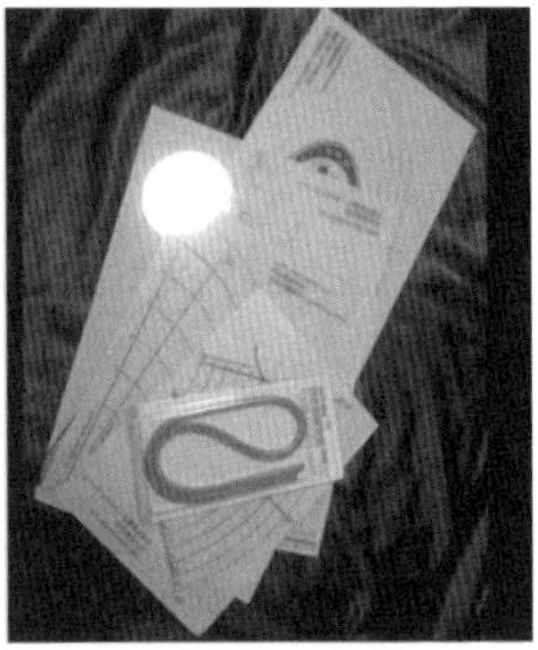

また、「よく姿勢が良いと言われるんです」と言われる患者さんに、実はストレートスパインで背中をもっと丸くしたほうがいいのでは？　など、明確に伝えることができます。

Y　先生によって診断が変わるのは、やはり不安になるし、こういうツールで明確でわかりやすいって画期的かも！

H　このテンプレートを使うことで、今まで気付かなかったこと、わからなかったことがわかり、うちの治療院でも多くの成果を出しました。姿勢が気になる人の施術をする人なら、ぜひ使ってほしいです。

レントゲンなしで、姿勢を分析する4DSテンプレートの使い方

自在定規（曲線も測れる定規）で、背中（胸椎）のカーブを測ります。背骨の棘突起（きょくとっき）の部分に、自在定規を載せ、背骨のカーブに合わせて、自在定規を曲げていきます。胸椎の1番の椎体の下辺から、胸椎12番の椎体の上辺までの位置の長さと背骨が描くカーブを自在定規でかたどります。レントゲンで撮った、横から見た姿勢の背骨のカー

ブとほとんど変わらないカーブが自在定規に形状が維持されます。

その形状が維持された自在定規を４ＤＳの胸椎後弯（きょうついこうわん）（背骨の後ろカーブ）のテンプレートの上に載せます。胸椎後ろカーブテンプレートには、矢状面（横から見た姿勢）の理想的なカーブがサイズごとに描かれていますので、胸椎の長さを測って、その上端と下端が合う位置に合わせます。

適切な位置にその自在定規を置くと、その人の背骨のカーブが理想的なカーブから、どのくらいかけはなれているかがわかります。

理想的な背骨のカーブのテンプレートです。みなさんが思うよりも、背中は丸い方が理想的なカーブなのです。

ほとんどの日本人は背骨の描くカーブが浅く、平背（ひらぜ）に近いです。写真では矢印が理想的な丸い背中で、テンプレートが教えてくれているのは、平背（ひらぜ）の人の背骨カーブです。

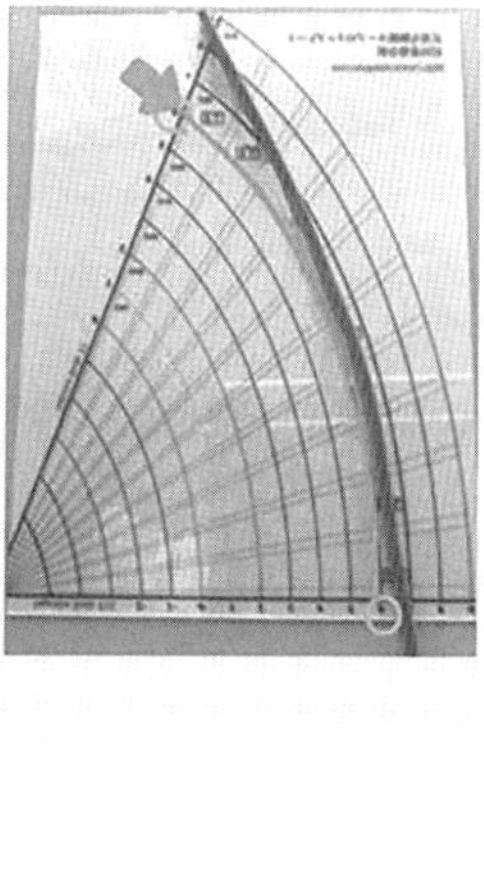

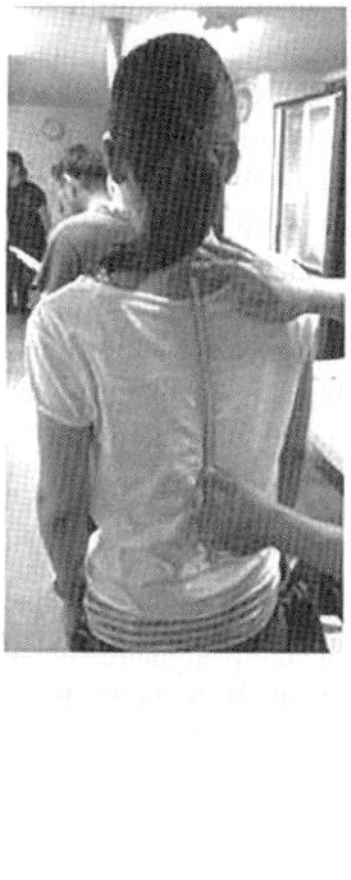

あとがき

姿勢を良くするために「背中をもっと丸くして、もっと巻き肩にして！」というと、大半の人からは「え。それどういう意味？」という言葉が返ってきます。

でも最初から順序立てて、写真を見せながら説明すると、プロの方も素人の方も、「なるほど」と納得されます。「背すじを伸ばしましょう！　胸を張りましょう！」と患者さんに説明されていた整体の先生は、翌日から「もっと背中を丸くして、巻き肩にして！」と患者さんに説明されます。

姿勢の意識を変えるだけで人生は好転します。健康になるだけでなく、精神的にもラクになります。この健康法は、お金を払う必要もないし、努力する必要もないのです。「ラクな姿勢」をするだけでいいのです。

「ラクな姿勢」というのは、人間本来の自然の姿です。「脱力」して、「背中を丸め」て、「巻き肩」にすればいいのです。

体が求める自由な姿勢にすると、慢性的な肩こりや腰痛だけでなく、頭痛からも解放されます。内臓の機能も上がり、自然治癒力も上がり、いろんな病気も良い方向に行くかもしれません。

明治時代から西洋に追いつくことを目標に、精神を鍛えるための忍耐教育が始まりました。

「背すじを伸ばして、胸を張れ!」「仙骨を立てて、関節はピシッと伸ばせ!」の立腰教育です。「運動中には水は飲むな!」と水抜き、油抜き、重ね着をスポーツ選手に指導してきました。しかし、多くの死者を出したため、今では「運動中には頻繁に水分をとるように」と、当時の常識は変わりました。

でも、姿勢常識のまちがいぐらいでは、じわじわと人々の健康をむしばむことはあっても、すぐに死ぬことはないため、常識が変わるきざしは見えません。

精神を鍛えるための立腰教育の姿勢は、物理学的に健康に悪いとわかっていても、いまだに理想的な良い姿勢として、学校やマスコミで教えています。

人々を不健康にする忍耐教育の姿勢の常識をくつがえし、人間本来の理想的なラクな姿勢に戻ってもらいたい！　そういった思いから、10年以上前から姿勢革命の活動を続けていますが、長年はびこった常識は、なかなか変わりません。

地道にセミナー活動をして、治療家の人々に伝えていますが、時間がかかり過ぎています。

今回、本書で「姿勢革命」を紹介させていただき、一般の人にも従来からの姿勢の矛盾が伝わり、マスコミなどでも取り上げてもらえるようになれば、長年の姿勢の矛盾にピリオドが打てるでしょう。

早く日本人の姿勢が、本来の形を取り戻して、肩こりや腰痛の少ない世界になってくれることを……。

そして、日本の女性たちが、もっと健康で美しい女性らしさも取り戻して、元気な日本になることを祈って……。

最後に、この本を出版するにあたり、多くの方々に協力いただきましたこと、厚く御礼申し上げます。

また、本書を手に取り、最後までお読みいただきました「あなた」に、深く感謝申し上げます。

堀和夫

全国の姿勢革命家一覧

今現在の、全国の姿勢革命家の先生たちを紹介します。
それぞれに、変動があるので、リンク先を掲載させていただきます。あなたのお近くの姿勢革命家をご確認いただきまして、ぜひご自身に姿勢革命を起こしてください！

4DS 姿勢革命
資格者一覧

4DS 公認クリエピロー代理店

4DS ヨガト
レーナー一覧

4DS ウォーキング
トレーナー一覧

4DS ソックスサイト

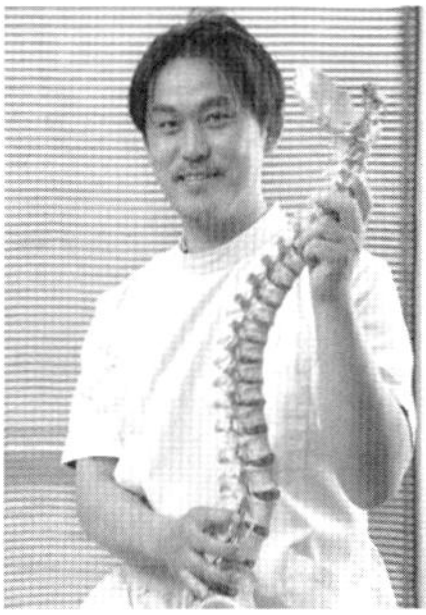

堀 和夫（ほり　かずお）

４ＤＳ開発者

クリエ株式会社 取締役 ／ ボディークリック株式会社（アクア整骨院）代表・院長。

1966 年生　佐賀県唐津市出身。

アメリカのライフユニバーシティを卒業後、ドクターオブカイロプラクティックの国家資格を取得。人体を４次元で診ることで、従来の視診、触診、可動域検査などの常識を覆した「4DS 姿勢革命」を発表し、治療業界にセンセーションを巻き起こした。2011 年から日本全国で継続的にセミナーを開催し、現在セミナー参加者数は延べ 5,000 人超え。出版物は 18 点にもなる。新しい概念で施術ができる治療家の育成にも力を入れている。

http://maegata.com

姿勢革命ブログ

「姿勢革命」もっとねこ背になりなさい！

―背中を丸くする意識だけで、健康で美しくなれる―

2020年7月26日　初版第1刷

著　者　堀和夫

発行人　松崎義行

発　行　みらいパブリッシング

〒166-0003 東京都杉並区高円寺南4-26-12 福丸ビル6F
TEL 03-5913-8611　FAX 03-5913-8011
HP https://miraipub.jp　MAIL info@miraipub.jp

編　集　道倉重寿

編集協力　4DSヨガ・ウォーキング・インストラクターSayaka

ブックデザイン　堀川さゆり　洪十六

イラスト　(表紙・本文) 福浦ほのか・(本文) 高橋京恵

発　売　星雲社 (共同出版社・流通責任出版社)

〒112-0005 東京都文京区水道1-3-30
TEL 03-3868-3275　FAX 03-3868-6588

印刷・製本　株式会社上野印刷所

ISBN978-4-434-27711-5 C0077